CONTRIBUTION A L'ÉTUDE

DE LA

CONGESTION PULMONAIRE IDIOPATHIQUE

CHEZ LES ENFANTS

PAR

Le Docteur Émile HAMON

Ancien interne en médecine, chirurgie et accouchements
des Hôpitaux de Paris

PARIS

G. STEINHEIL, ÉDITEUR

2, RUE CASIMIR-DELAVIGNE, 2

1888

CONTRIBUTION A L'ÉTUDE

DE LA

CONGESTION PULMONAIRE IDIOPATHIQUE

CHEZ LES ENFANTS

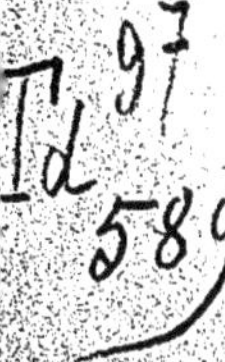

IMPRIMERIE LEMALE ET Cie, HAVRE

CONTRIBUTION A L'ÉTUDE

DE LA

CONGESTION PULMONAIRE IDIOPATHIQUE

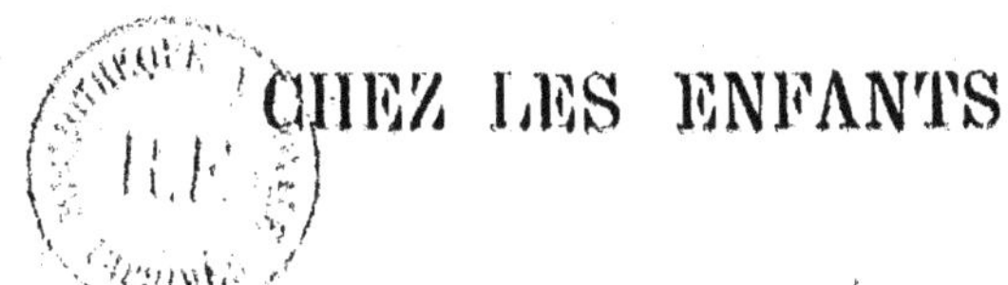

CHEZ LES ENFANTS

PAR

Le Docteur Émile HAMON

Ancien interne en médecine, chirurgie et accouchements
des Hôpitaux de Paris

PARIS

G. STEINHEIL, ÉDITEUR

2, RUE CASIMIR-DELAVIGNE, 2

1888

CONTRIBUTION A L'ÉTUDE

DE LA

CONGESTION PULMONAIRE IDIOPATHIQUE

CHEZ LES ENFANTS

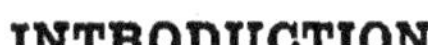

INTRODUCTION

La congestion, en pathologie générale, est l'hyperhémie d'un organe ou d'une portion d'organe : il y a donc congestion chaque fois que cet organe ou portion d'organe contient plus de sang qu'à l'état physiologique, qu'à l état normal. Mais cette hyperhémie reconnaît deux causes bien différentes : un afflux anormal du liquide sanguin ou une simple stase de ce liquide. De là deux classes de congestions essentiellement différentes : congestions actives ou par afflux exagéré, congestions passives ou par stase.

Le poumon doit, comme tout autre organe, être le siège de ces deux espèces de congestions, et c'est ce que l'observation a démontré. Des congestions passives nous n'avons rien à dire par l'excellente raison qu'elles sont connues depuis fort longtemps et que tous les auteurs classiques en ont fait de bonnes descriptions qui se complètent les unes les autres. Quant aux congestions actives ou par afflux exagéré elles sont restées fort incomplètement décrites jusqu'à une époque relativement récente, il y a une vingtaine d'années ;

car, si les congestions actives que l'on observe au cours de certaines maladies des voies respiratoires, coqueluche, bronchite, pneumonie, broncho-pneumonie, ou au cours de certaines maladies infectieuses, rougeole, fièvre typhoïde .... congestions que l'on doit appeler secondaires ou consécutives, étaient connues, avaient été étudiées avec de longs développements par les pathologistes et les anatomo-pathologistes, il n'en allait pas de même de la congestion que l'on peut, et que l'on doit appeler primitive, simple, essentielle ou idiopathique.

Étudiée chez l'adulte par Woillez, créée en quelque sorte par le grand sens clinique et par les patientes recherches de cet auteur, elle ne fut chez l'enfant l'objet d'aucune étude d'ensemble, jusqu'à ce que M. Cadet de Gassicourt ait eu publié dans ses leçons cliniques le fruit de ses observations sur ce sujet. Et, si aujourd'hui nous prenons la congestion pulmonaire primitive chez l'enfant pour sujet de notre thèse inaugurale, ce n'est point que nous ayions la prétention de traiter une question nouvelle ou de lui donner une forme personnelle; nous voulons simplement ajouter quelques faits à l'œuvre déjà accomplie, et publier quelques observations de congestion pulmonaire simple, qui, au point de vue clinique, ont présenté des caractères qui nous ont paru intéressants. Mais, comme ces cas étaient peu nombreux et ne prêtaient point par leur nature à de longs développements, comme d'autre part pour être bien compris ils exigeaient une connaissance complète de la question, nous avons dû résumer ce que les maîtres ont écrit sur la congestion pulmonaire essentielle chez les enfants, et à cette revision nous ajouterons les faits qui nous sont personnels et les réflexions que cette étude nous aura suggérées. Nous avons cru bien faire en faisant précéder cette étude d'un très court aperçu historique de la question, historique que nous avons fait court à dessein, car il se confond le plus souvent avec celui de la congestion pulmonaire simple en général.

C'est avec le plus grand plaisir que nous nous conformons aux usages et à la tradition en adressant ici à nos maîtres dans les hôpitaux nos remerciements les plus vifs et les plus sincères.

Que M. le Dr Lecorché, médecin de la Maison Dubois, dont nous avons eu l'honneur d'être l'externe et qui nous a initié à l'étude de la pathologie interne; que M. le Dr Terrier, chirurgien de l'hôpital Bichat, dont nous avons eu l'honneur d'être également l'externe, et qui nous a initié à l'étude de la pathologie chirurgicale et à la pratique de l'antisepsie, reçoivent ici un témoignage tout particulier de notre reconnaissance. Nous prions aussi MM. Letulle, Bouilly, Chauffard, Barth et d'Heilly, médecins ou chirurgiens des hôpitaux, de qui nous avons eu l'insigne honneur d'être l'interne, de vouloir bien accueillir ici l'assurance de notre profonde reconnaissance et de toute notre gratitude, et pour la bienveillance qu'ils n'ont cessé de nous témoigner, et pour les efforts qu'ils ont faits dans le but de nous faciliter l'étude clinique des affections médicales ou chirurgicales, et la science de l'obstétrique. Si nous avons mal profité de leur savoir et de leurs conseils, prodigués toujours avec la plus parfaite amabilité, qu'ils mettent le comble à leur bienveillance en nous le pardonnant.

Que M. le Prof. Dieulafoy veuille bien recevoir nos remerciements respectueux et l'assurance de notre reconnaissance pour l'honneur qu'il nous a fait en acceptant de présider notre thèse inaugurale.

HISTORIQUE

La congestion ou hyperhémie pulmonaire n'avait pas échappé à l'esprit investigateur des anciens pathologistes ; mais, la plupart n'y voyaient qu'un des éléments les moins importants des autres affections pulmonaires ou cardiaques, un élément secondaire que l'on pouvait sans inconvénient passer sous silence : aussi faisant abstraction de cet élément qui, nous le verrons, a souvent une grande importance, ne laissèrent-ils maintes fois que des descriptions incomplètes de ces affections, et, s'ils avaient su apprécier l'élément congestif, leurs travaux auraient été presque parfaits.

Au commencement de notre siècle, lorsque la théorie de Broussais, qui faisait la base de sa médecine physiologique de l'irritation et de l'inflammation, semblait, comme le fait remarquer Woillez, devoir donner un rôle prépondérant à l'hyperhémie dans les affections pulmonaires, il arriva ce fait bizarre que l'on confondit les phlegmasies avec les congestions en général. Toutefois on ne la négligea point complètement. On peut voir, en effet, qu'un des hommes les plus éminents de l'époque, Andral, consacre dans son Anatomie pathologique (t. I, 1829) un chapitre à l'hypérhémie en général, mais la clinique ne profita guère de ces faits parce que les signes cliniques de la congestion pulmonaire échappèrent aux médecins ou furent confondus avec ceux d'affections différentes. Pour ne rien omettre il paraît certain qu'Andral a soupçonné la congestion pulmonaire en tant qu'affection individuelle quand, dans sa Clinique médicale (t. I, p. 256, 1829), il signale des dyspnées sans lésions qui lui semblaient avec raison pouvoir être expliquées par une brusque congestion du sang s'opérant sur le poumon. Mais Andral ne poussa pas plus loin ses investigations sur ce point et s'en tint à l'étude anatomo-pathologique.

P. Jolly (in *Dict. de médec. et de chir. pratiques*, art. Congestion, 1830) s'exprime ainsi sur la congestion : « Les organes les plus vasculaires, tels que le poumon,... sont ceux qui éprouvent le plus ordinairement les effets de la congestion... Les caractères physiologiques ou généraux des congestions sont ceux de la réplétion des vaisseaux artériels et de la distension des tissus auxquels ils appartiennent, ils diffèrent par conséquent suivant les organes..... au poumon, ce sont des accès de toux, d'oppression, accompagnés ou non d'exhalation sanguine... On voit que suivant nous il n'y a aucune parité de cause ni d'effet entre les phénomènes de congestion proprement dite et l'inflammation..... Tout organe congestionné peut être d'ailleurs dans des conditions parfaites d'organisation et de vitalité, si bien que le phénomène de la congestion disparaît assez ordinairement dans les derniers instants de la vie par la retraite du sang dans les veines.... ne laissant dans les organes aucun vestige d'altération, ce qui n'a jamais lieu dans l'inflammation.... La congestion ne donne jamais lieu à aucun produit morbide, si ce n'est quelquefois à une exhalation sanguine ou séreuse, mais jamais elle n'altère la texture intime, ni même la transparence des tissus..... la congestion résulte de causes actives ou positives, bien que toujours éloignées du lieu où elles manifestent leurs effets. » On voit que cet auteur a connu la congestion pulmonaire aussi bien que les autres congestions et qu'il s'efforce d'établir la distinction de la fluxion, de la congestion de l'engorgement et de l'inflammation.

Dans les années qui suivirent, la congestion pulmonaire eut une place plus large dans les recherches anatomo-pathologiques, mais on lui refusait le droit de cité dans le domaine de la clinique.

Hourmann et Dechambre (in *Arch. génér. de médec.*, 1835-36) établissent la distinction anatomique de la congestion et de l'inflammation pulmonaire. Mais adeptes des théories de Broussais ils considèrent la congestion comme de nature inflammatoire « toutes les fois qu'elle occupe soit le bord antérieur, soit toute l'étendue de l'organe, en l'absence de tout obstacle à la circulation dans le cœur ou les gros vaisseaux ».

Devergie (in *Médec. légale*, 1836) signale la congestion pulmonaire comme cause de mort subite ou très rapide, et deux ans plus tard, Lebert, de Nogent-le-Rotrou, publie dans les *Arch. génér. de méd.*, 1838, des faits de ce genre que citent d'après lui tous les auteurs.

Fournet, dans ses recherches cliniques sur l'auscultation parues en 1839, œuvre remarquable à tant de points de vue, étudie d'une façon très intéressante, mais trop courte, la congestion pulmonaire en clinicien consommé, et il lui consacre un petit chapitre intitulé : Congestion sanguine active des poumons. C'est que, frappé par des symptômes à caractères différents de ceux décrits par Laënnec, il cherche à découvrir à quelles lésions ils correspondaient. Il les vit apparaître quelquefois comme premiers symptômes de pneumonies. Chez des sujets atteints de pléthore il les vit disparaître rapidement sans laisser de traces. Quelques-uns de ces derniers malades ayant succombé à d'autres maladies. « Les lésions pulmonaires différaient de celles de la pneumonie. »... « Ainsi, dit il, l'anatomo-pathologie, la marche de l'affection, ses symptômes généraux, la régularité et la constance des signes morbides... tout prouvait qu'ils appartenaient, à une affection spéciale, qui était une congestion sanguine active des poumons, analogue à celle qui a lieu sur le cerveau et sur les autres systèmes de l'économie, non analogue à la congestion par stase, mais essentiellement active. » Et au point de vue clinique il lui assigne les symptômes suivants :

Caractère humide, visqueux de la respiration ?
Diminution sensible des deux bruits respiratoires;
Râle humide à petites bulles;
Toux sèche et légère ;
Faible résonance bronchophonique ;
Un peu d'obscurité du son dans les cas intenses ;
Rarement un peu de diminution des vibrations thoraciques;
Accélération de la respiration ;
Crachats peu abondants, blancs, aérés ;
Point de côté pleurétique ;
Sentiment de gêne et d'étouffement ;
Chaleur sans fièvre ;
Siège électif le tiers moyen du poumon, et en arrière. A part quelques erreurs et quelques omissions ne trouve-t-on pas là tous les signes de la congestion pulmonaire aiguë ?

Dubois, d'Amiens, en 1841 (in Préleçons de pathologie expérimentale), ne parle que de la congestion pulmonaire consécutive et paraît ignorer l'existence de la congestion primitive.

Bailly et Legendre (in *Arch. génér. de médec.*, 1844, t. IV), décrivent un état particulier du poumon, spécial à l'enfance, auquel ils donnent le nom d'état fœtal parce qu'il présente les caractères du poumon du fœtus, au lieu du mot splénisation, hépatisation, qui dans ces cas désigne une sorte de congestion. Dans l'état fœtal ils décrivent deux variétés : la première qui semble n'être que de la broncho-pneumonie, la seconde qu'ils appellent état fœtal congestionnel, congestion secondaire sans doute. Dans ces cas le poumon est « lisse, volumineux, tendu et gorgé de liquides », de consistance variable, en général assez ferme, de couleur rouge violet plus ou moins foncé, « à la coupe laisse écouler une sérosité spumeuse par la pression », ce sont ces cas qui correspondent à des maladies du poumon peu connues mais entrevues par Dugès, « et qui traitées sont toujours curables ». Il s'agit là de congestions simples ou secondaires non pas méconnues, mais mal interprétées. Bailly et Legendre accordent donc dans les maladies de l'enfance une large part à la congestion pulmonaire, mais ils ne surent pas distinguer nettement l'hyperhémie simple de l'inflammation.

De la Berge, Monneret, Fleury, dans le Compendium de médecine, ont eu le mérite d'avoir en toute occasion vulgarisé et commenté les faits relatifs aux hyperhémies, sans cependant avoir rien ajouté d'important aux connaissances de leurs prédécesseurs.

Monneret (in Traité élém. de path. int., t. I, 1864), confond l'hyperhémie idiopathique avec l'hyperhémie symptomatique.

C'est en décembre 1853 que Woillez lut à la Société médicale des hôpitaux son premier mémoire ayant pour titre : De la congestion pulmonaire considérée comme élément habituel des maladies aiguës (in *Arch. génér. de méd.*, 1854, t. III). En 1860, le même auteur résume dans son Dictionnaire de diagnostic médical (1re édition) les résultats qu'il a obtenus ; il en fait le sujet de quelques conférences à Cochin et à Necker, et, en 1866, il lit à l'Académie de médecine un résumé de tout ce qui concerne la congestion pulmonaire idiopathique, résumé qui est publié dans les *Arch. de médec.*, 1866, t. VIII. Et en 1872, dans son traité clinique des maladies aiguës des organes respiratoires il donne une description complète, ou mieux il crée de toutes pièces une affection nouvelle, la congestion pulmonaire idiopathique à laquelle il donne la place nosologique qu'elle devait occuper. Mais observant dans un hôpital d'adultes les cas qu'il cite ne se rapportent qu'à des personnes âgées de plus de quinze ans. Cependant il pressentit son existence et sa fréquence chez l'enfant, car on lit à la page 86 de son traité : « La congestion pulmonaire si commune comme état concomitant ou symptomatique dans les maladies aiguës de l'enfance, se présente peut-être plus souvent qu'on ne pense comme maladie spéciale du premier âge. Ce serait un sujet intéressant d'études que des recherches sur cette affection chez les enfants. Elles viendraient compléter les intéressants travaux de Legendre et Bailly, et ceux de Barthez et Rilliet ».

Bourgeois, Hirne, dans leurs thèses exposent en somme les idées de Woillez et rapportent des observations très complètes, mais qui toutes ont trait à des adultes, pas une seule à des enfants.

Dès lors la congestion pulmonaire idiopathique avait son rang en pathologie comme entité morbide. Si depuis Woillez tous les classiques l'ont décrite dans leurs traités, ceux qui s'occupaient plus spécialement de pathologie infantile se contentaient de la signaler ou la passaient sous silence, le vœu de Woillez n'avait pas été entendu. Il le fut en 1880.

C'est alors que parut le traité clinique des maladies de l'enfance par le Dr Cadet de Gassicourt, médecin des hôpitaux (1re édition 1880, 2e édition 1887), traité où l'on trouve une description absolument magistrale de la maladie que nous étudions, et c'est à peine si cet auteur à laissé quelques détails à glaner. Nous le suivrons pas à pas dans cette étude, ne pouvant avoir de meilleur guide, et nous pensons que MM. Rilliet et Barthez (dans leur Traité de 1884) n'ont pas seulement exprimé leur opinion personnelle, mais celle de la plupart de leurs confrères quand ils ont écrit : « La connaissance approfondie de la congestion pulmonaire et du rôle qu'elle joue dans les autres affections thoraciques a été mise en évidence par M. Cadet de Gassicourt, dans un travail remarquable par la clarté de l'exposition et frappé au coin du sens clinique qui se remarque dans les œuvres de ce médecin distingué. Nous avons eu la satisfaction d'être d'accord avec lui sur tous les points. » Mais ils ne décrivent pas cette affection, ils se contentent d'en faire le diagnostic avec la pneumonie par l'évolution plus rapide de la maladie.

Aujourd'hui, tous les auteurs classiques consacrent un chapitre spécial à la congestion pulmonaire aiguë idiopathique et citent avec éloges les travaux de Woillez; et, ceux qui traitent des maladies d'enfants, parlent de l'œuvre de M. Cadet de Gassicourt dans leurs dernières éditions: nous nous contentons de les citer en masse sans les nommer individuellement, car cette énumération ne présenterait aucun intérêt.

Nous pouvons résumer cet historique en quelques mots : Woillez crée la congestion pulmonaire idiopathique en général, la fait entrer dans le domaine de la clinique. M. Cadet de Gassicourt vérifie sur les enfants les faits décrits par Woillez met en évidence les caractères qu'ils prennent dans l'enfance, et rend aux cliniciens un grand service en leur montrant que la congestion peut-être simple et non pas toujours secondaire comme on avait trop de tendance à le croire avant lui, et en leur permettant de porter un diagnostic favorable dans des cas que l'on regardait comme pouvant se terminer par la mort.

Causes et nature de l'affection.

Quelles sont les causes qui peuvent déterminer la congestion pulmonaire idiophathique chez l'enfant ? Disons tout d'abord qu'elles sont peu nombreuses, que d'une façon générale ce sont les mêmes que chez l'adulte, que cependant il en est qui tiennent à l'organisation propre au jeune âge et que nous appellerons prédisposantes, organiques si l'on veut, par opposition aux premières que nous différencierons en les appelant déterminantes. Voyons comment agissent les causes prédisposantes pour faciliter l'action des autres.

Causes prédisposantes. — Si l'on tient compte de l'organisation propre à l'enfance : intensité d'action du milieu ambiant sur ses fonctions, vigueur et rapidité de la réaction, importance des échanges nutritifs dont l'intensité et la rapidité sont plus grandes qu'on ne saurait se l'imaginer, on aura un des facteurs les plus importants pour expliquer combien l'hyperhémie en général doit être fréquente à cette époque de l'existence. Si de plus l'on veut bien remarquer que chez l'enfant les fonctions intellectuelles sont relativement beaucoup moins actives que chez l'adulte, que la moelle ne subit point au même degré l'influence du cerveau, que par suite les réflexes sont plus intenses ; que par contre, les fonctions végétatives : digestion et assimilation, circulation, respiration, nutrition en un mot, ont une activité bien plus grande, il paraîtra tout naturel que les organes, siège de ces fonctions, et dans le cas qui nous occupe le poumon, se congestionnent plus facilement. La rapidité, l'activité, l'importance des fonctions respiratoires, peuvent donc être mises au premier rang des causes prédisposantes de la congestion pulmonaire simple dans l'enfance.

Mais ce n'est pas tout ; ce qui constitue l'essence même de la congestion est, comme nous le verrons plus loin, la mobilité de l'hyperhémie qui passe d'un point à un autre, d'un organe à l'autre, ne laissant aucune trace appréciable ou persistante de son passage et de son existence ; or, ne semble-t-il pas évident que cette activité des phénomènes respiratoires et circulatoires facilite ce retour rapide à l'intégrité physiologique des organes congestionnés, tandis que si les fonctions sont lentes, se font mal, la congestion passera bien vite à l'inflammation et à la suppuration, ne se résoudra plus ou seulement avec une grande lenteur, comme cela se voit chez le vieillard ou le cachectique dont les fonctions sont languissantes : aussi croyons-nous la congestion très fréquente dans les premières années de l'existence ; si on ne la trouve pas plus fréquemment c'est qu'elle nous échappe par sa rapidité d'évolution.

Enfin, nous trouvons dans la sensibilité, la délicatesse de l'organisme de l'enfant que le moindre choc impressionne et dans la vigueur avec laquelle il réagit contre les traumatismes et les excitations de toute nature, une cause qui n'est point à dédaigner pour expliquer la fréquence des congestions du poumon à cette période de la vie. Nous verrons qu'une des causes extrinsèques ou déterminantes les plus fréquentes de la congestion pulmonaire idiopathique est certainement le froid : et, où trouverons-nous un organisme plus apte à être influencé par le froid, plus apte à réagir contre lui que l'organisme si sensible et si plein de vitalité d'un enfant? N'est-il pas de notion vulgaire que l'enfant se refroidit plus rapidement que l'adulte ? Cela ne tient-il pas à ce fait de physiologie générale et comparée que la surface du corps et celle du poumon, surfaces que l'on peut considérer comme le siège exclusif de la réfrigération, sont proportionnellement plus grandes chez l'enfant que chez l'adulte, tandis que la masse du corps, siège de la production du calorique est plus grande proportionnellement chez l'adulte, car si les surfaces croissent comme les carrés, les masses croissent comme les cubes. Il y a donc de ce fait tendance plus grande au refroidissement, et comme il y a en vertu de la plus grande vitalité de l'enfant tendance plus grande à la réaction pour rétablir l'équilibre thermique, il s'ensuit que le but peut se trouver dépassé et que la congestion en soit le résultat, et doive être fréquente. Toutefois il ne faut rien exagérer et il faut tenir bien compte de ce fait que c'est surtout dans la seconde enfance qu'on observe la congestion pulmonaire plus fréquente encore aux approches de la puberté. M. Cadet de Gassicourt ne l'aurait jamais observée au-dessous de quatre ans, et même il ne l'aurait vue qu'une fois au-dessous de neuf ans. Dans la seconde édition de ses cliniques cet auteur a dû modifier un peu son opinion sur ce point, car il l'a observée plus fréquemment au-dessous de neuf ans, il en cite plusieurs cas, et nous en avons vu au-dessous de quatre ans, Peut-être pourrait-on expliquer cette quasi-immunité de la première enfance par les soins plus assidus dont on entoure les petits enfants.

En résumé, l'enfant est prédisposé aux congestions et en particulier aux congestions pulmonaires de par sa constitution même : circulation plus active, échanges nutritifs plus profonds, vulnérabilité et refroidissement plus faciles, réaction plus vive. Il nous reste à voir quelles sont les causes occasionnelles qui mettent en jeu cette susceptibilité particulière aux enfants.

Causes déterminantes. — En premier lieu, nous devons dire que dans bon nombre de cas on ne peut trouver la cause qui a déterminé la congestiou pulmonaire. Celle-ci semble être née de toutes pièces, la cause qui a servi d'appel à la fluxion sanguine ayant passé complètement inaperçue.

Dans quelques cas c'est un coup, une chute sur la poitrine, un traumatisme quelconque dont l'action est évidente ; dans d'autres, bien plus fréquents, l'enfant a subi un refroidissement profond et rapide : on l'a exposé nu ou peu vêtu à une basse température, au froid humide ou bien il a passé brusquement d'une chambre bien chauffée dans une autre qui ne l'était pas du tout, aussi l'affection est-elle plus fréquente dans les mois où les changements de température sont plus brusques, printemps et automne et principalement mai et octobre. Quelquefois l'enfant a respiré un air chargé de poussières irritantes ou toxiques, un air vicié par une cause quelconque. Mais, en dehors du froid agissant sur les surfaces cutanée et pulmonaire et arrêtant brusquement ou modifiant les fonctions émonctoriales de ces organes, et, accessoirement en dehors du traumatisme, on ne connait pas de causes indiscutables de l'hyperhémie pulmonaire idiopathique.

Quelques médicaments agissant sur l'appareil circulatoire, certaines émotions très vives agissant par voie réflexe, peuvent sans aucun doute produire une congestion du poumon et on en a cité quelques cas ; mais ces causes n'agissent sur le poumon que secondairement et ne doivent point entrer en ligne de compte.

La pléthore peut porter son action congestionnante sur le poumon comme sur les autres organes, mais ces cas sont très rares et alors même il semble que l'action du froid soit nécessaire : aussi l'influence de la constitution semble-t elle négligeable. Il en est de même des conditions hygiéniques d'alimentation. Il ne semble pas qu'une première atteinte prédispose à une seconde. L'action de la chaleur a été incriminée par Fournet chez l'adulte, mais depuis on ne l'a pas admise.

Peut-on pour la congestion pulmonaire invoquer l'action d'un microbe comme on l'a fait à si juste titre pour d'autres affections du même organe, la pneumonie ou la tuberculose ? Toutes les recherches faites dans cette voie sont peu nombreuses il est vrai, et n'ont donné à leurs auteurs que des résultats négatifs ; et, d'ailleurs il semble peu logique de faire intervenir dans la pathogénie d'une maladie aussi éphémère l'action microbienne, et nous ne croyons pas être téméraire en disant que nous doutons fort que l'avenir en démontre l'existence.

Nature de la maladie. — Si la maladie n'est point de nature microbienne, si elle se développe surtout par le simple fait du refroidissement produit par des variations atmosphériques, doit-on, à l'exemple de quelques auteurs, en faire une manifestation rhumatismale ? Évidemment non, car il n'y a qu'un nombre très restreint de cas où il existait chez l'enfant soit des accidents, soit des antécédents rhumatismaux, héréditaires ou personnels. Peut-on aller plus loin dans la recherche de la nature de la maladie ? Il est certain que l'hyperhémie pulmonaire, considérée en elle-même, ne constitue pas toute la maladie. « Les dénominations de congestion pulmonaire idiopathique, primitive ou simple, ne sauraient donc être considérées comme ayant une valeur absolue. Quoique l'hyperhémie existe dès le début, en effet, il y a dans l'ensemble des phénomènes un consensus pathologique qui démontre qu'il y a autre chose que l'engorgement pulmonaire. Il y a dans le mouvement fébrile initial, plus ou moins bien accusé, la preuve que la congestion du poumon n'est que la manifestation anatomique de la maladie. Comment dès lors doit-on la comprendre ? » (Woillez.)

Est-ce une affection catarrhale? Oui, pour Rilliet et Barthez qui ont réuni sous la dénomination de maladies catarrhales respiratoires toutes les maladies aiguës (en dehors de la pneumonie et de la pleurésie) dont les manifestations anatomiques étaient la congestion sous ses formes diverses, la bronchite et la broncho-pneumonie. Mais ces auteurs ne démontrent pas suffisamment qu'il y ait dans les affections respiratoires comprises par eux sous le titre de maladies catarrhales, une hypersécrétion muqueuse ou muco-purulente dans tous les cas, et cependant cette hypersécrétion pour eux est caractéristique. De plus, la congestion, maladie idiopathique, ne s'accompagnant souvent ni de toux, ni surtout d'hypersécrétion muqueuse, ne saurait être qualifiée d'affection catarrhale.

Peut-on chez l'enfant en faire, comme Woillez le fait pour l'adulte, une maladie plus générale que son titre ne l'indique, en faire une manifestation de la fièvre éphémère dont elle constituerait une variété particulière? Peut-être dans quelques cas, surtout si l'on tient compte de la fréquence de ce genre de fièvre chez l'enfant, et alors même elle ne serait plus idiopathique mais secondaire ; question bien difficile à résoudre, car dans nombre de cas, qui dit que la fièvre éphémère ne soit une manifestation d'une congestion pulmonaire passée inaperçue ?

Le caractère très effacé de la fièvre dans beaucoup de cas, malgré la prédisposition de l'enfance à l'hyperthermie, sa manifestation si transitoire, et au contraire les phénomènes liés à la congestion, qui prédominent et persistent après la fièvre, doivent faire considérer la maladie comme ayant son caractère fondamental, au point de vue pratique, dans la congestion du poumon.

La maladie consiste donc dans un mouvement fluxionnaire sanguin vers le poumon. Ce phénomène, d'origine réflexe le plus souvent, serait l'acte intitial, la fièvre, ou l'élévation de la température qui la caractérise, succède à l'hyperhémie point de départ de la maladie. Il est donc assez difficile de définir exactement la nature de l'affection et jusqu'à nouvel ordre il est prudent de se contenter de l'idée que représentent à l'esprit les mots de congestion simple, essentielle ou idiopathique.

SYMPTOMES

« La congestion pulmonaire simple, idiopathique, consiste en une « fluxion sanguine, aiguë, avec fièvre à son début; à invasion brusque, à « terminaison rapide, et s'accompagnant de phénomènes fonctionnels « et de signes physiques qui la font diagnostiquer facilement et qui « l'empêchent d'être confondue avec les autres maladies aiguës intra-« pulmonaires. » C'est en ces termes que Woillez définissait la congestion pulmonaire chez l'adulte ; cette définition ne s'applique à l'enfant que sous certaines restrictions et réserves ; car, si la congestion est toujours une fluxion sanguine, aiguë, avec fièvre au début... elle n'est pas toujours facile à diagnostiquer, elle est bien souvent confondue avec d'autres affections et souvent aussi le diagnostic exact n'est posé que lorsque la guérison rapide vient donner la véritable interprétation des signes fonctionnels et physiques qui avaient pu faire aussi bien songer à une pneumonie qu'à une hyperhémie pulmonaire, en un mot, souvent on ne fait le diagnostic qu'après coup; souvent aussi on est appelé à observer cette affection au cours d'une maladie qui, moins bruyante dans son évolution, n'a point appelé sur elle l'attention du médecin ; et dans ces cas il est parfois difficile d'attribuer exactement à chacune d'elles ce qui lui appartient. Que la congestion pulmonaire aiguë soit simple ou au contraire secondaire, elle se révèle par un certain nombre de signes fonctionnels et de signes physiques, qui sont absolument identiques au début de la maladie et qui ne se différencient que plus tard au fur et à mesure que la maladie évolue.

Prodromes. — Ces prodromes sont assez rares, puisque l'un des caractères de la congestion pulmonaire est précisément la soudaineté de son invasion. Cependant on les observe chez l'enfant quelquefois, et plus souvent que chez les adultes. Ce sont : tantôt une toux opiniâtre et qui fatigue beaucoup l'enfant ; tantôt une douleur vague, mal limitée, siégeant dans l'un ou dans les deux côtés de la poitrine ; tantôt une sensation de malaise et d'oppression unis à un peu de toux ; tantôt de l'agitation, de l'anxiété, des cris, des grincements de dents, un changement de caractère, le petit malade devient grognon, maussade, pleurard ; tantôt enfin ce sont des convulsions et même une véritable attaque d'éclampsie comme on le voit dans l'observation I.

Invasion. — Mais, dans l'immense majorité des cas l'invasion a été subite, marquée par de la douleur et de la fièvre, par de la douleur seulement, quelquefois cette douleur a pu aller en croissant, début toujours brusque, brutal même dans quelques cas, voilà ce que l'on observe d'une façon plus nette encore chez l'enfant que chez l'adulte. La douleur thoracique est assez difficile à percevoir et à analyser surtout chez les jeunes enfants qui crient quel que soit le point de la poitrine sur lequel on appuie, et les plus grands répondent souvent ce que l'on veut : il suffit de leur faire les questions d'une certaine façon, aussi ne peut-on avoir qu'une confiance très limitée dans leurs réponses. Le début peut être marqué par des troubles digestifs : c'est ainsi que dans deux de nos observations (IV et XII), le malade eut deux vomissements coup sur coup en plus des autres signes ordinaires ; ce sont des vomissements pénibles, douloureux, formés de matières bilieuses ou alimentaires. Mais, ce signe de début est beaucoup moins fréquent que le frisson qui cependant se rencontre déjà plus rarement chez l'enfant que chez l'adulte ; ce frisson est très variable d'intensité : tantôt violent et prolongé, d'autres fois au contraire beaucoup plus léger et plus court ; il peut être unique comme celui de la pneumonie ou bien il peut être composé de trois ou quatre attaques assez rapprochées les unes des autres ; il peut exister seul ou bien être accompagné par du brisement des membres du malaise, de la céphalalgie, des claquements de dents. Le malade reste calme ou le frisson s'accompagne de délire et de phénomènes cérébraux analogues à ceux que l'on observe dans la pneumonie du sommet. Nous avons retrouvé le frisson diversement modifié dans plusieurs de nos observations (IV, XI, III).

En même temps on voit la fièvre s'allumer et acquérir une intensité variable ; c'est même à cette fièvre que l'on peut attribuer d'une façon plausible l'apparition de quelques-uns des symptômes que nous avons déjà énumérés : céphalalgie, délire de paroles et d'actions... élévation de la température. Cette élévation de la température est brusque et variable dans son intensité ; Woillez a pu dire que cette élévation brusque de la température dépassait exceptionnellement 40°. Mais il observait sur des adultes, et son assertion est vraie : chez l'enfant on rencontre couramment une température de 40°, 40°,4, 40°,5, et dans quelques cas 41° ou même une température encore plus élevée. Cette fièvre, symptomatique de la fluxion sanguine, de cette poussée morbide qui se fait vers le poumon, n'en est pas le seul signe révélateur. L'organe de la respiration étant atteint nous voyons survenir des troubles respiratoires : c'est une dyspnée variant comme intensité, en général bien marquée par des battements des ailes du nez, par des inspirations courtes et pénibles, par un rythme respiratoire très accéléré : on compte, 40, 50, 60 respirations et plus à la minute ; les lèvres sont plus ou moins violacées, et le visage bouffi, témoigne avec la difficulté de la respiration, de la gêne de la circulation et des troubles de l'hématose ; dans quelques cas on observe une véritable orthopnée,

Tel est d'ordinaire le mode de début de la congestion pulmonaire aiguë simple chez les enfants, on y trouve souvent à la fois la plupart des symptômes que nous avons énumérés, mais il est évident qu'on ne les trouve jamais tous réunis en même temps sur le même sujet. Si à l'exemple de M. Cadet de Gassicourt nous comparons ce mode de début à celui que décrivent les auteurs classiques pour la pneumonie, ils semblent calqués l'un sur l'autre, pas un détail qui les différencie: c'est-ce qui ressort clairement de l'observation suivante que nous empruntons à cet auteur :

Observation I (Cadet de Gassicourt)

Un garçon de 5 ans, bien constitué, entre à l'hôpital après la visite du matin pour un embarras gastrique. Il n'a jamais été malade, et, à son entrée, la température est à peu près normale. Le soir, il est pris brusquement d'une attaque d'éclampsie généralisée, et la température monte à 39°,8.

Le lendemain matin, on constate que la langue est blanche, humide, large ; la respiration rapide, cinquante mouvements respiratoires à la minute ; les battements des ailes du nez très accusés, la toux fréquente. L'enfant est grognon, agité, mais sans délire, le pouls est à 124, la température à 39°,6. Sonorité normale, respiration un peu rude, quelques gros râles ronflants disséminés à droite en arrière. L'enfant crie, en quelque endroit de la poitrine qu'on le touche : la constatation du point de côté est impossible.

Un ipéca est ordonné ainsi qu'un julep gommeux avec 0,15 centigr. de poudre de digitale. On ne pose pas de diagnostic, hésitant entre la congestion simple et la pneumonie. Le soir, vingt-quatre heures après la convulsion initiale la température montait à 40°,2 sans nouveaux symptômes généraux ou locaux.

Le lendemain, 24 septembre, trente-six heures après le début, sans augmentation des symptômes généraux, avec 39°,4 de température.

On constate une submatité manifeste dans la moitié inférieure de la poitrine, à gauche en arrière, une diminution des vibrations thoraciques, un souffle doux, sans changement dans le timbre de la voix. La potion à la digitale est continuée.

La journée et la nuit sont calmes, et le matin 25 septembre, soixante heures après le début, l'enfant est gai, joue sur son lit; il respire librement, et la température devient normale.

T. 37°,4 pour ne plus se relever. La submatité a disparu, faisant place à un son d'une tonalité plus élevée que du côté opposé, mais le souffle doux persiste.

Le 26. Au souffle doux a succédé la respiration soufflante et quelques râles sous-crépitants moyens. Enfin le 29 septembre, râles et respiration soufflante, tout à disparu. Le cycle fébrile avait duré trois jours et demi.

Cette observation semblable comme évolution générale à celles que nous citerons encore ne s'en différencie que par le mode de début marqué ici par une convulsion initiale, mode de début rare et exceptionnel, ainsi que nous le voyons par les autres observations.

Période d'état. — Cette période succède immédiatement au début dont la durée ne dépasse pas quelques heures. Elle est caractérisée par un certain nombre de symptômes que nous allons étudier; pour plus de facilité et, s'il est possible, de clarté, nous les décrirons sous deux chefs, symptômes fonctionnels, symptômes physiques, et pour rendre cette description plus intelligible, pour donner de suite une idée et une vue d'ensemble de l'affection nous n'avons qu'à donner une observation type de congestion pulmonaire idiopathique, une de celles que M. Cadet de Gassicourt donne comme des plus caractéristiques dans son excellent travail : il y a dans cette observation deux poussées congestives.

Observation II (Cadet de Gassicourt)

Enfant de cinq ans, à l'hôpital depuis plusieurs jours et sans fièvre. Un matin, après une nuit calme, on le trouve agité, anxieux. La température à 37° la veille au soir était montée à 40°.

On soupçonne une complication pulmonaire. La percussion donne partout une sonorité normale; mais l'auscultation permet de reconnaître à la partie moyenne du poumon droit, en arrière et un peu en dehors, un souffle doux, profond, inspiratoire, sans râles. Voilà la première poussée congestive; elle est trop peu étendue et trop éloignée du doigt pour donner des signes plessimétriques.

Le lendemain matin, cette première congestion diminue. Le souffle doux et profond de la veille, est remplacé par une respiration soufflante. Mais une seconde poussée congestive apparaît à gauche, plus superficielle et plus étendue que celle de droite. Elle est caractérisée par de la matité dans les fosses sus et sous-épineuses, de la submatité dans le reste de la hauteur en arrière; par un souffle doux dans toute la hauteur, avec quelques râles sous-crépitants à la base; par un léger chevrotement de la voix.

Pendant ces quarante-huit heures, occupées par deux congestions successives, la température se maintient très élevée, entre 39° et 40°. Le troisième jour, la température est normale à 37°,6. Le cycle fébrile est terminé. L'hyperhémie droite continue à se résoudre : à la respiration soufflante succède une respiration un peu obscure, mêlée de râles. L'hyperhémie gauche commence à se résoudre : la matité du sommet est remplacée par de la submatité; le souffle doux a diminué d'étendue; il n'occupe plus que les trois quarts inférieurs du poumon; le chevrotement de la voix persiste. Le quatrième jour l'hyperhémie droite est résolue : la respiration est pure. L'hyperhémie gauche a conservé sa distance de vingt-quatre heures; elle continue à se résoudre : la submatité et le souffle ont disparu pour faire place à une respiration soufflante.

Enfin le cinquième jour, l'hyperhémie gauche est résolue.

La sonorité et la respiration, sont partout normales.

Chaque poussée congestive a duré quatre jours pleins : celle de droite, née un peu plus tôt, s'est résolue un peu plus tôt, celle de gauche est apparue et a disparu un peu plus tard.

Quant à la fièvre elle a duré quarante-huit heures, c'est-à-dire vingt-quatre heures pour chaque congestion.

Cette observation est on ne peut plus démonstrative, double en quelque sorte : tous les signes de la congestion s'y trouvent réunis et avec leurs caractères pathognomoniques : brièveté et mobilité. Il nous reste maintenant que nous avons une bonne idée de la maladie que nous étudions, à voir chaque symptôme en détail et les modifications qu'ils peuvent subir.

Symptômes fonctionnels. — Ce sont la plupart des symptômes du début qui persistent ou se sont modifiés, et en premier lieu la fièvre qui, quelle que soit son intensité a pour caractère essentiel sa durée éphémère : elle dure en effet, 12, 24, 48 heures, rarement trois jours ou plus, l'ascension thermométrique est brusque, arrive d'emblée à son summum, et arrivée en ce point, elle varie entre 39° et 41° avec des oscillations de quelques dixièmes de degré toutes les douze heures, puis arrivée à son déclin, elle cesse brusquement par une chute de trois à quatre degrés qui est en quelque sorte instantanée ou se fait en quelques heures au plus. Quand la température reste élevée pendant quatre jours on peut être certain qu'il y a eu deux poussées congestives. La chute de la température est souvent annoncée par l'apparition d'un ou plusieurs groupes de vésicules d'herpès siégeant à l'orifice des narines ou sur le bord des lèvres, de préférence aux commissures de la bouche, ce qui avait induit quelques auteurs en erreur et les avait poussés à faire de la congestion pulmonaire idiopathique une manifestation de la fièvre éphémère. Suivant l'intensité de la fièvre les troubles cérébraux varient. L'enfant est abattu, grognon, maussade, ne joue plus, pleure ou se plaint, délire violemment en paroles ou en actions, ce qu'il faut attribuer non seulement à la fièvre, mais aussi à la douleur : quelque fois l'enfant reste à peu près calme.

La *douleur* ou *point de côté*, est un symptôme que nous avons déjà signalé à la période d'invasion ou de début ; elle peut cesser complètement au bout de quelques heures pour ne plus reparaître ; elle peut n'apparaître que plusieurs heures après la fièvre ; elle est variable dans son siège : tantôt localisée dans la région sous-mammaire de l'un ou des deux côtés, tantôt au contraire dans la région sous-scapulaire; quelquefois cette douleur est diffuse et occupe tout un côté. C'est une douleur en général assez vive qui s'atténue peu à peu ou au contraire va en s'aggravant et persiste encore après la chute de la température comme nous le voyons dans l'observation IV. Quant à la nature même de ce point de côté, elle doit être d'origine névralgique, car quelquefois on retrouve les trois points de Walleix, elle a les caractères de la douleur pleurodynique, elle est augmentée par la toux, les mouvements respiratoires, les mouvements de l'épaule, la pression. Il semble que ce point de côté ne fasse jamais défaut, car on le retrouve chez tous les enfants qui peuvent rendre compte de leurs sensations, et si on ne le retrouve pas toujours nettement chez les plus jeunes cela tient sans doute à la pénurie de moyens dont nous disposons pour le constater. Quant aux autres signes fonctionnels que nous avions constatés au début : les vomissements, la céphalalgie, ils disparaissent très rapidement; la langue reste bonne ou est un peu blanche, sale et humide, l'appétit est en partie conservé, la soif est plus ou moins vive, l'enfant ne présente pas de diarrhée. Il est encore deux signes que nous retrouvons ici et qui ont bien leur importance : la dyspnée et la toux.

La *dyspnée* peut présenter tous les degrés, depuis la gêne légère de la respiration jusqu'à l'orthopnée avec facies anxieux : voix brève, entrecoupée, dilatation active des narines à l'inspiration, et fréquence extrême des mouvements respiratoires dont le nombre peut dépasser quarante par minutes. La tête du petit malade est dans ce cas rejetée en arrière pour mettre en jeu les muscles inspirateurs accessoires et, si l'on examine le thorax on peut constater une immobilité plus ou moins complète du côté malade, elle semble due dans la plupart des cas à la douleur que produisent les grandes inspirations : dans quelques cas cependant, elle semble indépendante de la douleur et liée aux lésions fonctionnelles du poumon, aux troubles apportés à l'hématose par la congestion. Le plus souvent cette dyspnée s'améliore rapidement, et n'est plus qu'appréciable au moment de la chute de la température.

La *toux* manque souvent : lorsqu'elle existe elle est rare, toujours pénible, quinteuse, quelquefois sèche, quelquefois accompagnée de retentissement douloureux dans le côté de la poitrine où siège le point de côté. L'absence ou le peu d'importance de la toux sont mêmes regardés par certains pathologistes comme un des bons caractères de la maladie. Quand elle existe chez un enfant assez âgé pour expectorer et ne plus déglutir ses crachats, elle s'accompagne de crachats peu abondants, toujours spumeux, transparents ou grisâtres, formant un liquide de consistance sirupeuse, renfermant de petites bulles d'air, et très exceptionnellement quelques filets de sang.

Signes physiques. — Ici, nous pouvons nous rendre plus facilement compte des faits que nous observons, parce qu'ils sont pour la plupart indépendants de la volonté de l'enfant et qu'on les observe malgré son mauvais vouloir et son opposition; il n'y a que le phénomène des vibrations thoraciques qui chez les jeunes enfants soit impossible à percevoir tout au moins d'une façon méthodique, régulière et fructueuse. Nous allons passer en revue ces signes physiques dans l'ordre où on les recherche habituellement.

Inspection. — Elle permet d'apprécier le degré de la dyspnée, elle révèle souvent une ampliation plus ou moins grande du côté affecté, soit qu'on examine le thorax par sa face postérieure, soit qu'on regarde horizontalement, en se plaçant au pied du lit, la partie antérieure de la poitrine du jeune malade étendu bien à plat sur le dos; il existe bien des cas où cette voussure est à peine marquée ou même fait totalement défaut; le sternum et surtout l'appendice xiphoïde restent sur la ligne médiane et le signe du cordeau est négatif.

Mensuration. — C'est un moyen d'investigation que l'on néglige bien souvent chez les enfants à cause de leur indocilité, et aussi on doit le dire parce que les autres moyens d'exploration sont suffisants pour établir les bases du diagnostic. Quand on la pratique, ce qui est possible chez les plus jeunes et facile chez ceux qui sont plus âgés, on retrouve des données aussi exactes que celles qu'avait fournies à Woillez la mensuration au cyrtomètre pratiquée sur les adultes. Chez les enfants on n'emploie jamais le cyrtomètre qui serait dans ce cas d'un maniement délicat, on se sert tout simplement d'un ruban métrique qui donne des résultats qui sont toujours d'accord avec les autres signes et conformes aux résultats obtenus sur les adultes par l'emploi du cyrtomètre. Il faut procéder simplement: on couche le sujet sur le dos, on passe son ruban sous l'enfant au niveau de la base de l'appendice xiphoïde, on ramène les deux chefs en avant, circonscrivant ainsi la plus grande épaisseur des poumons, et on note le périmètre thoracique, soit à la fin de l'expiration, soit à la fin de l'inspiration, et par simple application sans serrer fortement, mais toujours à la même phase du mouvement respiratoire pour avoir des données comparables entre elles. De la sorte on se rend compte des variations de la capacité thoracique, et on voit qu'elle augmente avec la congestion, reste stationnaire avec elle, décroît avec cette congestion, et persiste encore à un faible degré alors que souvent tous les autres symptômes physiques ou fonctionnels et surtout la fièvre ont disparu depuis plusieurs jours. En prenant ainsi le périmètre thoracique on ne peut naturellement avoir que la variation volumétrique des deux poumons à la fois, et on ne peut avoir ni les diamètres horizontaux de la poitrine, ni les tracés sur le papier, ni les variations d'un côté séparément comme les donnait le cyrtomètre ; mais l'expérience a démontré que dans la pratique le périmètre thoracique pris par simple juxtaposition donnait des résultats suffisants. Les variations ainsi constatées sont plus ou moins prononcées suivant le siège, l'étendue, l'intensité de la congestion : elles oscillent chez l'enfant entre un et trois centimètres au maximum, mais le minimum peut s'abaisser au point d'être à peine appréciable.

Percussion. — Les résultats obtenus par ce moyen d'exploration doivent varier, et varieront en effet, avec le siège, l'étendue de la congestion pulmonaire. A-t-on affaire à une congestion superficielle épaisse et étendue, la percussion nous donnera une matité absolue ou submatité très forte et difficile à discerner d'avec la matité absolue. Chez l'adulte il paraît n'en être pas tout à fait de même puisque Woillez n'admet qu'exceptionnellement l'existence de la matité absolue, il n'admet guère que l'existence d'une submatité plus ou moins forte ; mais M. Cadet de Gassicourt chez les enfants a trouvé une matité absolue dans bon nombre de ses observations. Il fait remarquer d'ailleurs que nombre d'observateurs n'admettent que les diverses nuances de la submatité, et en font même un signe distinctif entre la congestion et l'inflammation : puis il ajoute avec beaucoup de justesse : « pour moi, et c'est peut être défaut d'habileté, je ne puis distinguer la submatité très forte de la matité, et je crois que si nous en étions réduits pour poser un diagnostic, à saisir des nuances aussi légères, il faudrait renoncer à jamais s'entendre ».

C'est bien là je crois l'expression de la vérité et de la probité scientifique.

Ainsi donc, congestion épaisse, superficielle et étendue, matité au niveau de la partie congestionnée, ne cessant pas brusquement mais se confondant par nuances insensibles avec la submatité ou la sonorité voisines. Mais a-t-on affaire à une congestion de petite étendue, située profondément et peu épaisse, on trouvera à grand'peine un peu d'obscurité du son. Entre ces deux termes extrêmes on trouve tous les intermédiaires en rapport avec ces qualités différentes de l'élément congestif. L'obscurité du son variera donc depuis la submatité la plus légère jusqu'à la matité absolue ou presque absolue; elle aura des limites assez vagues, occupera la moitié ou les deux tiers inférieurs du côté affecté rarement toute sa hauteur, et lorsqu'elle sera complète elle ne donnera pas au doigt percuté cette sensation de résistance qu'il éprouve dans la pneumonie ni surtout dans les gros épanchements de la plèvre.

Il y a plus : dans quelques cas on a trouvé en avant sous la clavicule une sonorité exagérée appelée tympanisme; c'est un son d'une tonalité plus élevée et c'est le premier degré de la matité; ce tympanisme est absolument identique à celui qu'a décrit M. Jaccoud au début de la pneumonie. Quoi qu'il en soit et quelle que soit l'explication que l'on accepte de la pathogénie de ce tympanisme il a la même valeur clinique qu'une submatité plus ou moins forte; il existe presque toujours avec une exagération des vibrations thoraciques et l'affaiblissement du murmure vésiculaire, ce qui dénote, ainsi que l'a établi M. Grancher dans l'étude de la spléno-pneumonie, un état congestif du sommet. La percussion permet encore de voir que dans la congestion la zone sonore de Traube ou sonorité stomachale est intacte et occupe son siège normal. Les symptômes fournis par la percussion seront donc en rapport direct d'intensité avec l'intensité de la congestion, et de même pour l'étendue; ils apparaissent de bonne heure et ne disparaissent complètement le plus souvent qu'assez longtemps après les autres signes soit fonctionnels, soit physiques.

Vibrations thoraciques. — Ce symptôme d'une importance si remarquable dans la pleurésie et dans la pneumonie, constaté par l'application de la main sur la poitrine pendant l'exercice de la voix est peu modifié par la congestion pulmonaire. Quelquefois ces vibrations sont manifestement diminuées ; le plus souvent elles sont normales, même lorsqu'il existe du souffle bronchique. Elles ne sont jamais manifestement augmentées comme dans la pneumonie ou abolies comme au niveau de l'épanchement pleurétique abondant. Quand, par exception, ces vibrations sont diminuées assez notablement, elles ne reparaissent pas brusquement avec leur intensité normale, mais la main peut en montant avec lenteur ou en descendant suivant le siège de l'hyperhémie, les sentir augmenter d'une façon graduelle et insensible jusqu'à ce qu'elles aient repris leur force normale, et on ne les voit jamais présenter cette zone d'exagération observée à la limite supérieure du liquide dans les épanchements pleuraux. En résumé, les modifications apportées par la congestion dans les vibrations thoraciques, modifications que l'on ne peut constater que dans la seconde enfance et aux limites de l'adolescence, sont peu appréciables et ne servent guère à poser le diagnostic que comme signes négatifs.

Auscultation. — C'est avec la percussion le moyen de recherches qui donne les symptômes les plus importants et les plus nombreux. Si dans quelques cas on a pu sans son secours faire le diagnostic exact de congestion pulmonaire, ce sont des cas exceptionnels avec lesquels on ne saurait compter dans la pratique ordinaire. Les signes fournis par l'auscultation sont très variables puisqu'ils s'étendent de la respiration obscure, diminuée ou nulle jusqu'aux souffles, et des râles crépitants aux gros râles humides et aux ronchus ; dans un cas que nous citerons, nous avons même perçu nettement de gros râles simulant le gargouillement. Ce sont ces divers symptômes que nous allons passer brièvement en revue.

La *faiblesse* du bruit respiratoire ou respiration obscure, diminuée ou nulle, apnée au point de vue auscultatoire, est fréquente, surtout au début de la congestion et coexiste le plus souvent avec de la submatité. Cette faiblesse peut être très faible, si légère que pour la percevoir il faut comparer avec le côté sain et ne point oublier qu'à l'état normal il existe des points de la poitrine où la respiration s'entend avec plus de force; elle peut être moyenne et facile alors à percevoir; quand elle est très prononcée, très forte, qu'il y a apnée dans le sens précisé ci-dessus, il est nécessaire pour se rendre compte du fait de faire tousser le malade et on peut dans ces conditions s'assurer au moment de la grande inspiration qui précède la toux, que l'air peut pénétrer dans le poumon ; quelquefois par exception ce moyen échoue, le bruit respiratoire reste nul avant comme après la toux, et de plus on ne saurait faire tousser à volonté les jeunes enfants. Quel est le siège habituel de cette faiblesse du bruit respiratoire? Il n'y en a point de fixe, il est extrêmement variable chez les enfants : la faiblesse du bruit respiratoire peut occuper toute l'étendue de la poitrine, être plus prononcée du côté douloureux ou n'exister que de ce côté seulement ; le plus souvent elle est limitée et se trouve dans toute la hauteur d'un côté en avant et en arrière ou seulement en arrière, rarement au sommet, si ce n'est chez les jeunes enfants où elle n'affecte pas de préférence la base et la partie moyenne ; quand par exception elle siège au sommet on retrouve sous la clavicule le tympanisme que nous avons signalé.

La respiration *exagérée* ou puérile que M. Woillez a rencontrée chez l'adulte mais moins fréquemment que la diminution de la respiration n'a pas chez l'enfant, à cause de l'intensité physiologique de son bruit respiratoire et de ses variations fréquentes, la même importance ; on ne peut l'admettre que lorsque la comparaison d'un côté avec l'autre donne une grande différence, aussi ne la trouve-t-on signalée que fort rarement, précisément à cause de cette difficulté de l'apprécier et de lui assigner le rôle et la signification qui lui appartiennent. Il ne paraît pas douteux en tenant compte des résultats obtenus chez l'adulte qu'elle siégerait du côté douloureux et presque toujours en avant.

La respiration *granuleuse* qui se confond dans bien des cas avec la respiration rude, qui s'en distingue cependant par une sensation spéciale qu'il est plus facile de percevoir que de définir, est un symptôme assez rare et qui nous a paru exister seulement lorsque le souffle de la congestion disparait, établissant ainsi le passage de celui-ci au bruit respiratoire normal.

Une modification du bruit respiratoire que nous n'avons pas trouvée signalée chez l'enfant, mais que Woillez avait décrite chez l'adulte est l'*expiration prolongée*, que nous nous contentons de nommer ne pouvant pas prouver son existence au cours de l'hyperhémie pulmonaire.

On peut entendre toutes les variétés de souffles, excepté le souffle amphorique, non seulement dans une série d'observations mais dans la même observation au cours de laquelle on voit tel souffle se modifier, revêtir un autre timbre et d'autres caractères :

La *respiration soufflante*, ou souffle doux très faible, nous a semblé aussi fréquente que la respiration obscure à la période de début et liée comme elle à la submatité. Elle disparaît et se confond dans le souffle qui lui succède pour se montrer à nouveau quand ce souffle ne se perçoit plus, c'est-à-dire au déclin de la congestion.

Le *souffle doux* peut ne pas être précédé par la respiration soufflante, il peut se montrer d'emblée ou mieux on le trouve parce qu'on n'a point eu l'occasion d'ausculter le malade avant que celle-là ne se soit transformée en celui-ci; d'ailleurs on peut aussi le voir succéder à une respiration plus ou moins obscure et même à l'apnée complète. Ce souffle est sans contredit le plus fréquent de tous ceux que l'on observe dans l'hyperhémie pulmonaire aiguë des enfants. Son siège correspond à la région hyperhémiée qu'il peut même dépasser ; c'est dire que chez l'enfant il n'a point de siège d'élection; peut-être s'entend-il plus souvent ou tout au moins plus fortement dans la partie postérieure que dans la partie antérieure du thorax et vers la racine des bronches où il tend à se localiser au fur et à mesure que l'on se rapproche de l'âge adulte.

Quels sont les caractères de ce souffle ? Son nom même l'indique, il est doux, imite celui de la pleurésie ou de la pneumonie franche en voie de résolution ; il est un peu aigre et chevrotant dans nombre de cas ; il peut s'entendre aux deux temps de la respiration, quelquefois et même il faut dire le plus souvent, il est plus fort ou n'existe qu'à l'inspiration ; sous ce dernier point de vue il diffère donc du même souffle de l'adulte chez lequel on le trouve aux deux temps de la respiration.

Le *souffle rude*, ou même *tubaire*, est plus rare, occupe un espace limité des régions postérieures du thorax, siège le plus souvent vers la racine des bronches. Ce souffle est en tout semblable à celui qu'on entend dans la pneumonie : il peut coïncider soit avec du tympanisme, soit le plus souvent avec de la matité ou une forte submatité, avec une exagération des vibrations thoraciques, il semble être le symptôme d'une fluxion plus intense.

Ce souffle peut encore revêtir un autre timbre, emprunter le masque du souffle caverneux, comme nous l'avons vu dans deux cas, et en particulier dans l'observation III, où il coïncidait avec des râles humides et du gargouillement, et fit croire à l'existence d'une caverne pulmonaire.

Enfin il est encore un phénomène qui se rencontre dans les congestions intenses, c'est le *retentissement* du cri, de la toux et de la voix qui peut être manifestement chevrotante; il ne semble pas que ce signe puisse dépasser le chevrotement, l'égophonie légère, et aller jusqu'à la bronchophonie, comme dans la pneumonie, ou l'égophonie absolue comme dans la pleurésie. Quant à la *pectoriloquie* aphone ou signe de Baccelli nous ne l'avons vu mentionnée nulle part. Dans l'observation III nous avons trouvé à la toux un caractère caverneux léger mais cependant assez net.

L'auscultation nous fournira encore d'autres symptômes : nous pourrons entendre d'autres modifications du bruit respiratoire, c'est-à-dire les différents râles décrits en auscultation : les *râles sonores*, les ronchus, sibilants ou ronflants, ont été observés dans un grand nombre d'observations d'hyperhémies pulmonaires idiopathiques, et on les entend dès qu'on applique l'oreille sur la poitrine ou le dos du petit malade, sans avoir besoin de le faire tousser ; ils sont évidemment dus à la congestion bronchique qui accompagne fatalement celle du poumon. C'est un signe qui peut exister pendant toute la durée de la maladie, et même après la disparition des autres symptômes, ou au contraire il est extrêmement fugace. Il existe soit à l'inspiration, soit à l'expiration, soit aux deux temps de la respiration. Il siège dans toute l'étendue du poumon et des deux côtés ou par exception se trouve plus limité au niveau du foyer congestif ou tout autour de ce foyer.

On peut se demander si c'est bien un signe de congestion des bronches ou au contraire le signe d'une véritable bronchite concomitante ; question insoluble et d'ailleurs peu intéressante, car n'est-il pas naturel que l'hyperhémie porte son action sur les bronches au même titre que sur le parenchyme pulmonaire, et l'hyperhémie bronchique donnera dès lors naissance aux mêmes signes stéthoscopiques que l'inflammation de ces mêmes organes.

Les *râles crépitants* ou *sous-crépitants* sont fréquents, je dirais même la règle dans la maladie que nous étudions : les râles crépitants que nous entendons sont absolument semblables aux râles crépitants de la pneumonie, c'est-à-dire des râles fins et secs, s'entendant à l'inspiration, et plutôt à la fin de l'inspiration ; ils exigent quelquefois une forte inspiration pour devenir manifestes. Leur siège correspond à la région hyperhémiée, à la zone de matité ou de submatité, c'est-à-dire qu'on les entend au même point que le souffle ou sur les limites de cette zone, dans les points où ce dernier se transforme et tend à se fondre dans le bruit respiratoire normal ou seulement exagéré ou affaibli.

Les râles *sous-crépitants* s'entendent aux mêmes points, leur caractéristique est d'être plus gros, plus humides, de s'entendre aux deux temps de la respiration, et d'être très nets même avec une respiration modérée.

Enfin il existe des cas où ces râles changent de caractères, deviennent encore plus gros, plus humides, plus bulleux si j'ose dire, en arrivent avec le concours du souffle qui se modifie aussi à simuler ce bruit que l'on entend au niveau des cavernes pulmonaires quelle que soit leur nature, et que l'on appelle d'un mot caractéristique, le gargouillement. Si ce *gargouillement* existe en même temps que d'autres signes de ramollissement pulmonaire, si l'état général du malade ou ses antécédents font songer à la tuberculose, on peut faire une erreur de diagnostic et croire à l'existence d'une caverne d'origine tuberculeuse. C'est ce qui s'est produit dans l'observation ci-dessous de congestion pulmonaire où se trouvaient la plupart des signes physiques de la tuberculose pulmonaire parvenue à la troisième période.

Observation III (personnelle)

Le nommé Haut.., Georges-Gaston, âgé de sept ans et demi, entre à l'hôpital Trousseau, service de M. le Dr d'Heilly, salle Legendre, lit n° 23, le 25 mai 1888.

Cet enfant, né de parents assez robustes, a plusieurs frères et sœurs en bonne santé habituelle. Quant à lui il y a deux ans, il a eu une bronchite, et depuis il s'enrhume facilement.

Il y a un mois il se mit à tousser, fut abattu pendant quelques jours, perdit l'appétit et son entrain ordinaire, se plaignit d'un point de côté, eut de la fièvre, mais en cinq à six jours la guérison fut complète.

Hier soir, vingt-quatre mai, l'enfant se plaint de maux de tête, de fatigue, de douleurs dans le côté gauche ; il ne dîne pas ; la nuit est agitée et mauvaise, délire de paroles; le lendemain matin, 25 mai, la mère effrayée apporte l'enfant à la consultation, et on le reçoit d'urgence.

C'est un enfant chétif, petit pour son âge, amaigri, au teint pâle, aux cils longs et soyeux, à sclérotique bleutée, en un mot, il offre assez bien le type des enfants que l'on appelle des prédisposés à la tuberculose. En l'examinant on constate que la langue est sale, blanchâtre et humide; l'enfant n'a pas d'appétit, pas de diarrhée, pas de vomissements, mais une soif assez vive; il ne délire pas, mais grognon et maussade il répond mal aux questions qu'on lui pose; il dit cependant ne pas avoir mal à la tête, et il n'a pas saigné du nez. Poursuivant plus loin l'examen, on constate que la poitrine et l'abdomen sont normaux comme volume et comme aspect : la pression épigastrique et dans les fosses iliaques ne semble pas douloureuse. Mais par la pression on détermine une douleur qui semble assez forte au niveau de l'aisselle et du sein du côté gauche, cette douleur n'est perçue par l'enfant qu'au moment des secousses produites par la toux, aussi ne tousse-t-il pas parce que, dit-il, cela lui fait mal dans le côté. La percussion nous donne de la submatité sous la clavicule gauche et en arrière dans la fosse sus-épineuse du même côté. Partout ailleurs la sonorité est normale. L'auscultation nous fait entendre dans les mêmes régions une respiration soufflante, quelques sibilances et des râles crépitants qui s'entendent par bouffées après une quinte de toux ; léger retentissement de la toux et de la voix ; pas d'augmentation des vibrations thoraciques ; dyspnée moyenne, quarante inspirations environ par minute. L'auscultation du cœur est négative, il n'y a dans l'urine ni sucre ni albumine. La température est de 38°,8 le soir à 5 heures et le pouls entre 100 et 110. Ventouses sèches et julep diacodé avec teinture digitale.

Le lendemain matin, la température reste élevée 39°,2, et on ne trouve pas de changements dans l'état du malade qui a passé une nuit agitée. Le soir on est frappé par la chute de la température qui est tombée à 37°,3, et par l'aspect du petit malade qui s'intéresse à ses voisins de lit.

Le 27 au matin, on apprend que la nuit a été bonne, l'enfant a bien dormi : la température reste toujours aux environs de 37°, la douleur a disparu, la submatité est encore perceptible bien que beaucoup plus faible ; le souffle est remplacé par une respiration un peu forte et granuleuse accompagnée de quelques râles humides. Le soir cette rapide amélioration de tous les symptômes qui persistent encore n'a fait qu'augmenter.

Le 28. L'état général est excellent, l'examen du poumon est presque négatif; s'il n'existait pas encore quelques râles, la respiration serait pure partout.

Le 29. La guérison semble complète et l'on projette de rendre l'enfant à sa famille dans deux ou trois jours ; mais, l'après-midi l'enfant se plaint à nouveau d'un point de côté, il a eu un léger frisson ; le point de côté n'est plus à gauche, mais à droite, et le soir à la contre-visite on constate que l'enfant est agité, anxieux, sa respiration est haletante, la dyspnée vive, cinquante mouvements respiratoires à la minute, la toux, qui avait presque disparu, est pénible et quinteuse, accompagnée d'une légère expectoration spumeuse sans caractères particuliers. La mensuration donne soixante-un centimètres de périmètre thoracique. La douleur siège dans la région mammaire droite où la pression fait crier l'enfant, elle est analogue à celle déjà observée mais du côté opposé. Sous la clavicule droite on trouve une forte submatité qui se retrouve en arrière dans les fosses sus et sous-épineuses, l'autre côté reste normal. Les vibrations thoraciques sont conservées et ne semblent pas augmentées.

A l'auscultation on entend en avant et en arrière au niveau de la submatité un chevrotement de la toux et de la voix sans pectoriloquie aphone, un souffle assez fort bien que doux, plus prononcé à l'inspiration qu'à l'expiration avec un timbre voilé et chevrotant, quelques râles fins sous l'épine de l'omoplate, une diminution du murmure vésiculaire dans la partie inférieure du poumon ; à gauche, la respiration est un peu rude ; rien de particulier du côté du cœur ou des viscères abdominaux. T. 40°. Pouls 122. Examen des urines renouvelé, mais il reste négatif. Ponction avec la seringue de Pravaz dans le sixième espace et sur la ligne axillaire, on ne retire qu'une gouttelette de sang spumeux ; une seconde ponction faite dans le troisième espace donne le même résultat. Ventouses sèches, julep diacodé et teinture de digitale.

La mensuration pratiquée le lendemain matin, donne soixante et un centimètres pour le périmètre thoracique. La température 39°6, le pouls est à 120 environ. On retrouve les mêmes signes que la veille au soir, mais le souffle s'est modifié, a pris un caractère rude, à timbre creux et bas aux deux temps de la respiration, mais plus prononcé à l'expiration, en un mot il est caverneux ; les râles secs sont devenus plus gros et humides, la toux et la voix sont bronchophoniques.

Le soir la température est fixe à 39°,6 et le pouls vers 120, périmètre, 60 cent. 5.

Le 31, au matin, trente-six heures après le début de l'affection on trouve une chute de la température qui est tombée subitement à 37°,5, le pouls est à 108-110, périmètre 60 cent. 5. La douleur thoracique a disparu, le petit malade semble reposé. Les signes stéthoscopiques se sont encore modifiés légèrement : le souffle caverneux persiste toujours, les râles humides sont devenus très gros et plus rares, ils forment avec ce souffle un véritable gargouillement qui joint à la submatité, au siège de la lésion, aux signes fournis par la toux, fait songer à du ramollissement pulmonaire et à une caverne.

Le soir, la température ne s'est pas relevée, l'état général reste bon, et on ne trouve aucune éruption herpétique.

Le 1er juin. La température se maintient toujours à la normale, la submatité est bien moins forte, le souffle a perdu son timbre caverneux, n'est plus qu'une respiration très rude, les gros râles humides conservent leurs caractères, mais il s'y joint quelques ronchus. La mensuration nous donne un périmètre thoracique de 59 cent. 5.

Le 2. Amélioration des symptômes physiques, les gros râles humides sont remplacés par des râles ronflants très discrets.

Les jours suivants ces râles eux-mêmes disparaissent et le 7 juin l'enfant parfaitement guéri est rendu à sa famille.

Il semble bien établi que cet enfant ait eu une poussée congestive du côté gauche de la poitrine : cette hyperhémie pulmonaire était à peine terminée, que nous voyons apparaître le point de côté à droite, une forte élévation de la température, de la toux, de la dyspnée, du retentissement de la voix et de la toux, un souffle assez intense, des râles secs, phénomènes apparus brusquement et qui nous font croire à une pneumonie du sommet, ou peut-être à une pleurésie, idée que le résultat négatif de deux ponctions capillaires nous force d'abandonner; dès le lendemain les signes locaux changent : ce ne sont plus des râles secs, ce sont des râles humides, ce n'est plus un souffle tubaire mais caverneux, et on se demande si on n'a point affaire à une vieille lésion tuberculeuse du sommet passée inaperçue ou à un infarctus pulmonaire. Le lendemain, nouveau changement : chute brusque de la température que l'état local n'explique pas; mais le souffle atténué, les râles transformés en gargouillements, nous font croire que nous avions eu affaire à une congestion pulmonaire greffée sur une lésion tuberculeuse, Bientôt la disparition rapide de tous les symptômes observés, la guérison parfaite du petit malade, et surtout l'examen du cycle fébrile nous démontrèrent que nous avions eu affaire à une congestion pulmonaire aiguë, simple, s'étant développée en deux fois : la première à gauche et avec ses caractères habituels, la seconde à droite en simulant la tuberculose à sa troisième période et des cavernes qui n'existaient point.

Il est bien difficile d'expliquer comment ces symptômes ont pu se montrer au cours d'une congestion pulmonaire simple ; le mécanisme de leur pathogénie nous échappe entièrement : peut-être pourrait-on les expliquer par une pleurésie transitoire et partielle, localisée au sommet droit, puisque dans certains cas de pleurésies enkystées on a entendu un souffle bronchique simulant le souffle caverneux.

Nous avons eu l'occasion d'observer une congestion pulmonaire au cours d'une fièvre typhoïde, qui revêtit les signes physiques du ramollissement pulmonaire avec cavernes et qui guérit complètement dans l'espace de trois jours ; mais comme il ne s'agissait point dans ce cas d'une hyperhémie idiopathique nous ne la rapporterons pas ici.

Nous avons passé en revue tous les symptômes fonctionnels et physiques de la congestion pulmonaire ; ces symptômes ne se trouvent pas tous réunis en même temps sur le même malade, mais on les voit se succéder, et quelques-uns peuvent faire défaut. Nous n'avons fait que nommer l'herpès labialis parce que nous le retrouverons à la marche de l'affection et que nous l'étudierons à ce moment-là.

Nous avons dit que dans certains cas quelques-uns des symptômes pouvaient faire défaut, cela est exact mais n'est pas suffisant, car il existe des hyperhémies pulmonaires simples chez des enfants pendant lesquelles, soit en totalité, soit pendant une partie de leur évolution seulement, les symptômes physiques ont manqué ; dans ces cas cependant on est arrivé à faire un diagnostic exact, grâce aux signes fonctionnels, dyspnée, douleur thoracique, agitation, délire, et surtout élévation brusque de la température pendant douze, vingt-quatre ou quarante-huit heures, puis chute brusque de la température et guérison absolue en cinq ou six jours. Dans ces cas la congestion est évidente, mais trop centrale, trop peu étendue pour être perçue par le doigt et par l'oreille, elle ne se révèle que par ses signes fonctionnels. Dans d'autres cas, les signes physiques sont atténués, la sonorité est normale ou à peu près, on entend une respiration à peine exagérée ou quelques râles fins très discrets ; ici encore la marche de la température et l'évolution, des symptômes fonctionnels ne permettront pas de méconnaître l'hyperhémie du poumon. Quelque fois, souvent même pourrait-on dire, la congestion pulmonaire ne se révèle par aucun signe fonctionnel ou physique, parce qu'elle est trop éloignée de l'oreille et trop peu intense et étendue, mais ces cas ne sont plus du ressort de la clinique.

En résumé, si nous considérons les conditions du développement des signes de la congestion des poumons, nous voyons qu'il en existe deux auxquelles ils obéissent complètement : condition de siège, condition d'étendue, d'où congestion superficielle ou profonde, grande ou petite, et en associant ces conditions, superficielle et grande, superficielle et petite, profonde et petite, profonde et grande, avec tous les intermédiaires. On apprécie le siège par le doigt et l'oreille, l'étendue soit par le doigt, l'oreille et le thermomètre, soit par le thermomètre seul. Si les résultats fournis par ces trois modes d'investigation, sont concordants, c'est que la congestion est superficielle : matité ou submatité forte, souffle intense, forte température, équivalent à une congestion très voisine de la surface du poumon, et très étendue ; submatité faible, souffle très doux, température peu élevée, caractérisent une congestion superficielle, peu étendue en surface et en épaisseur. Si l'accord se rompt, si le thermomètre s'élève sans que les autres signes physiques se montrent, et si les signes fonctionnels existent, on doit conclure à l'existence d'une congestion centrale plus ou moins étendue suivant l'ascension thermométrique.

Marche, durée, terminaison. — Ce chapitre sera bref, court comme l'évolution de la maladie elle-même. Il y a bien longtemps qu'on a remarqué la rapidité avec laquelle évoluent les hyperhémies en général, et la marche de la congestion pulmonaire idiopathique en particulier présente ce caractère très nettement et par l'enchaînement des phénomènes qui la caractérisent et par son allure rapide qui est la pierre de touche du diagnostic. On ne saurait mieux donner une idée de cette rapidité d'évolution de la maladie que celle qui ressort spontanément de la lecture d'une des observations que nous avons citées, ou de l'observation suivante :

Observation IV (personnelle)

Le nommé Lautaret Prosper, âgé de sept ans, entre à l'hôpital Trousseau le 2 octobre 1888, salle Legendre, lit n° 20, service de M. le Dr d'Heilly.

Les parents et l'enfant lui-même nous donnent les renseignements suivants : pas de rhumatisants dans la famille ; à l'âge de deux ans l'enfant a eu mal aux yeux, et à l'âge de quatre ans la rougeole. Il y a huit mois l'enfant a eu une bronchite qui a très bien guéri en douze ou quinze jours.

Avant hier, l'enfant très bien portant jusqu'à ce moment, se plaint de maux de tête ; il dort assez bien, et le lendemain matin se réveille en se plaignant de douleurs dans le côté droit et dans le ventre ; il tousse beaucoup mais ne crache pas ; il dit avoir eu des claquements de dents et un frisson au moment où il ressentait le point de côté ?? puis il eut des sueurs très abondantes ?? et dans la soirée deux vomissements coup sur coup et formés de bile et d'aliments. Pendant toute la nuit l'enfant fut très oppressé et la souffrance l'empêcha de dormir. Les parents effrayés l'envoient à l'hôpital le lendemain matin 2 octobre.

Le 2 octobre on examine l'enfant : il est d'apparence robuste et attire de suite l'attention sur son point de côté qui le fait selon lui souffrir beaucoup. La pression ne révèle aucune douleur dans le côté gauche de la poitrine, mais la douleur est très vive à droite dans toute la région qui s'étend du mamelon aux dernières côtes, et de la ligne axillaire à une ligne perpendiculaire passant par le mamelon, l'hypochondre droit est même un peu douloureux. L'inspection ne fait pas voir de voussure de ce côté où les vibrations thoraciques sont seulement un peu diminuées, partout ailleurs elles sont normales ; périmètre thoracique égale 55 cent.

La percussion concorde avec ces symptômes : on trouve à droite une forte submatité, disons de la matité, dans toute la partie moyenne du poumon droit, et s'atténuant en allant vers la base ou le sommet mais sans jamais disparaître complètement ; sous la clavicule droite tympanisme léger, partout du côté gauche la sonorité est normale.

L'auscultation nous fait entendre une respiration normale à gauche, un peu rude et soufflante au sommet droit, diminuée à la base du même côté, et dans la partie moyenne elle est remplacée par un souffle doux, inspiratoire, accompagné de quelques râles fins et secs ; de ce même côté la voix et la toux présentent un caractère un peu aigre et retentissant, il y a un léger degré d'égophonie ; pas d'expectoration.

Les signes fonctionnels sont en rapport avec l'état hyperhémique du poumon : la dyspnée est assez vive, 40 respirations environ, et rendue plus intense par la douleur du point de côté que les grandes inspirations et la toux exaspèrent.

On ne trouve rien au cœur, le pouls est à 130, régulier et assez bon, la langue est bonne, le malade constipé, sans appétit et avec une soif très vive la température rectale est à 39°,6. Urines normales.

T. 39°,6. On prescrit XV gouttes de teinture de digitale, un julep diacodé, et comme révulsif un cataplasme sinapisé.

Le soir état à peu près stationnaire, périmètre 55 cent. 5 et T. 40°,2. P. 140 environ.

Le lendemain matin, 3 octobre, la température rectale est de 37°,6, le souffle doux et inspiratoire de la veille s'est encore atténué, ce n'est plus guère qu'une respiration soufflante, avec quelques râles sous-crépitants, une submatité moyenne, seule la douleur du côté persiste avec toute son acuité.

Le soir l'amélioration continue, le périmètre est de 54 centim. 5, la T. 37°,4.

4 octobre. Température normale, la douleur est moins vive.

Le 5. Cette douleur a disparu, la respiration est pure sauf un ou deux gros râles ronflants que l'on entend si l'on fait tousser l'enfant. On s'aperçoit alors qu'il a près de la commissure labiale gauche, un groupe de vésicules d'herpès que l'on n'avait pas remarquées jusqu'alors. Le périmètre est de 53 centim. Plus rien comme état général.

Le 8. L'enfant part complètement guéri.

Cette affection qui a évolué dans l'espace de trois jours, nous avait d'abord fait croire à une pneumonie, dont elle avait la plupart des signes physiques et fonctionnels ; point de côté, matité, râles et souffle, seule l'augmentation des vibrations thoraciques faisait défaut ; mais, la chute brusque de la température le troisième jour, nous démontra qu'il s'agissait bien ici d'une congestion pulmonaire aiguë et simple.

C'est la seule observation où nous ayions vu un point de côté aussi intense, et persistant après la chute de la température et l'amélioration des signes stéthoscopiques.

Cette persistance de la douleur est plus fréquente dans la congestion pulmonaire idiopathique de l'adulte. Si nous nous attachons uniquement à la marche de la maladie, que voyons-nous ? Des signes fonctionnels que nous avons décrits, qui durent quelques heures ou quelques jours au plus, des signes physiques qui ont une durée tout aussi éphémère, qui changent et se remplacent avec la plus grande rapidité, qui sont intimement liés à la température.

Que devient celle-ci dans l'évolution de la maladie ? Pour le comprendre il n'y a qu'à se reporter à une de nos observations et on le verra d'un seul coup d'œil, et nous sommes obligés de nous répéter encore ici car elle a une importance capitale dans la question. Les tracés de température montrent ces caractères qui leur sont propres : brusquerie de l'élévation thermique, courte durée des températures élevées qui persistent douze, vingt-quatre, quarante-huit heures, trois jours au plus, avec oscillations de quelques dixièmes de degré toutes les douze heures; chute rapide de cette température qui en quelques heures retombe à la normale en franchissant jusqu'à trois degrés, enfin brusque élévation nouvelle quand sous l'impulsion d'une seconde hyperhémie elle remonte au point d'où elle venait de descendre ainsi qu'on le voit dans l'observation déjà citée (obs. II). Quant à la résolution de la congestion elle se fait attendre deux à cinq jours après la défervescence, aussi les signes physiques persistent-ils pendant les deux ou cinq jours qui suivent cette défervescence.

Un signe que l'on a voulu donner comme caractéristique de la congestion pulmonaire idiopathique est l'herpès labialis qui apparaît soit au cours, soit à la défervescence de la maladie; mais cet herpès manque dans la majorité des cas, et existe dans d'autres affections pulmonaires, par exemple dans la pneumonie franche aiguë.

La *terminaison* se fait donc du quatrième au septième jour, et c'est par la guérison complète, le retour ad integrum qu'elle a toujours lieu; on ne signale point un seul cas de mort chez les enfants, aussi le *pronostic* est-il toujours favorable. Cette bénignité propre au jeune âge n'a rien qui doive nous surprendre si à l'exemple de M. Cadet de Gassicourt on veut bien remarquer que « la pneumonie franche, si proche parente de la congestion simple y guérit presque toujours ».

Traitement. — La bénignité de la congestion, sa rapide évolution tendant toujours à la guérison spontanée, n'exige que des soins vulgaires d'hygiène et une thérapeutique très restreinte. On traitera surtout le symptôme douleur, et la dyspnée : un vomitif, constitué par le sirop d'ipéca et la poudre d'ipéca, et donné par cuillerées à dessert ou à café suivant l'âge et jusqu'à vomissements en fera tous les frais. On pourra y ajouter des ventouses sèches ou même scarifiées si la douleur est trop vive; un peu de digitale associée ou non à un peu d'opium complètera le traitement suivant les cas. Dans cette maladie les soins hygiéniques suffiront le plus souvent, et il faut se souvenir que l'on a affaire à des enfants, qu'en conséquence il faut être prudent dans la prescription des médicaments et ne pas oublier le vieil adage, *primum non nocere*.

Anatomie pathologique. — La congestion pulmonaire de l'enfant ne se termine jamais par la mort, aussi n'a-t-on pas eu l'occasion d'étudier de visu les lésions qui l'accompagnent. Mais si l'on veut bien accorder que les symptômes physiques trahissent au dehors les lésions du poumon, et que ces symptômes sont les mêmes pour les mêmes lésions, il sera facile de se rendre compte des lésions pulmonaires dans la congestion idiopathique par ce qu'elles sont dans la congestion observée chez des sujets morts rapidement d'une autre affection et chez lesquels les signes physiques avaient justement été ce qu'ils sont dans l'hyperhémie idiopathique ; donc les signes physiques observés dans ces cas se rapportaient bien aux lésions trouvées, mais on pourra observer des signes physiques et ne pas retrouver les lésions à l'autopsie. C'est qu'en effet l'hyperhémie en général est profondément modifiée par la mort, et dans certains cas on ne la retrouve plus dans les points où l'on croyait être le plus assuré de son existence, ce qui s'applique aux poumons aussi bien qu'aux autres organes.

Dans ces cas où la mort a frappé inopinément un malade chez lequel les signes de la congestion du poumon avaient été très nets on a d'habitude trouvé certaines lésions : le poumon était augmenté de volume, tendu et lisse à sa surface, à l'étroit dans la cage thoracique, ce qui sur le vivant se traduisait par l'augmentation du périmètre du thorax ; sa couleur était violacée ou rouge, il ne crépitait plus ou fort mal et ne surnageait pas. A la coupe, d'un rouge foncé ou brunâtre, s'écoulait un sang noir peu aéré, son tissu se laissait pénétrer par le doigt avec difficulté, et en le pressant, on voyait sortir à la surface de la coupe des bulles et des gouttelettes formant par leur agglomération un liquide spumeux et rouge ou rosé ; ces bulles et gouttelettes s'écoulaient des bronches et des alvéoles pulmonaires. Les bronches sont généralement congestionnées et enflammées, couvertes d'une sécrétion souvent teintée de sang. Telles sont les grosses lésions observées macroscopiquement.

Quant aux lésions histologiques elles sont plus difficiles à voir et à interpréter. Elles consisteraient pour certains auteurs (Virchow) dans un gonflement des cellules qui revêtent la face interne des alvéoles et des dernières ramifications bronchiques, mais cette lésion qui semble réelle n'est pas tout dans la congestion pulmonaire, elle n'est même qu'accessoire. Le plus grand nombre des micrographes admettent que la congestion consiste essentiellement dans une simple dilatation des vaisseaux capillaires et dans quelques faits consécutifs. Voici d'après Cornil et Ranvier ce que l'on observerait : sur une coupe de poumon congestionné durci par l'acide picrique ou l'alcool, on voit les vaisseaux capillaires remplis du sang coagulé par les réactifs durcissants et présentant des anses et des bourrelets flexueux saillants dans l'intérieur des alvéoles, le long de la paroi de ces cavités.

Les cellules épithéliales qui tapissent les vaisseaux et la surface interne des parois alvéolaires se tuméfient, se gonflent, deviennent granuleuses et subissent une série de modifications nutritives. Ces cellules, devenues turgides, granuleuses ou vésiculeuses, mesurant de 15 à 30 μ, présentent souvent une coloration jaunâtre due à la pénétration dans leur intérieur de l'hémoglobine dissoute dans le liquide qui remplit les alvéoles pulmonaires.

Les cellules épithéliales attachées encore à la paroi alvéolaire ou tombées dans les alvéoles contiennent souvent deux, trois ou un plus grand nombre de noyaux, elles sont devenues plus ou moins sphériques et peuvent même présenter des grains de pigment jaune ou rouge provenant du sang, ou de fines granulations noires. Le liquide épanché montre quelques hématies disséminées en petit nombre et des globules blancs qui peuvent englober dans leur protoplasma des hématies entières ou fragmentées.

Dans les congestions intenses, après durcissement, on peut trouver sur la coupe un réticulum fibrineux, très fin, entre les mailles duquel se trouvent les globules rouges, les leucocytes et les cellules épithéliales détachées. La fibrine provient du plasma sanguin qui s'échappe en même temps que les éléments figurés. Ces caractères histologiques se retrouvent dans la congestion active aussi bien que dans la congestion passive.

Au point de vue de l'histologie pathologique on ne peut établir de distinction entre la congestion et le début de la pneumonie. Toute pneumonie est précédée d'une congestion pulmonaire, c'est-à-dire par un stade pendant lequel les vaisseaux capillaires des alvéoles sont distendus par le sang et il s'effectue une diapédèse de ses éléments dans les alvéoles pulmonaires, en même temps que leurs cellules épithéliales se modifient, prolifèrent et se desquament. Ainsi au début de la pneumonie catarrhale ou fibrineuse la lésion est la même que dans une congestion intense, puisque celle-ci peut déterminer la formation d'un coagulum fibrineux englobant dans ses mailles des éléments figurés, et il existe en fait une série d'états anatomiques établissant une transition insensible depuis l'hyperhémie marquée par la réplétion des vaisseaux sanguins jusqu'à la congestion intense où les alvéoles contiennent un liquide dans lequel nagent des cellules épithéliales, des hématies, des leucocytes, au milieu d'un réseau de fines fibrilles de fibrine, jusqu'à la pneumonie dans laquelle ce liquide et ce réseau remplissent complètement l'alvéole.

DIAGNOSTIC

Formes et diagnostic. — Il ne nous semble point qu'il soit d'une grande utilité d'établir des variétés et des formes multiples de l'hyperhémie pulmonaire simple aiguë ou idiopathique chez les enfants et nous avouons que même chez les adultes cette utilité ne nous frappe point. Que la congestion, en effet, soit localisée à la base, au tiers moyen ou au sommet, qu'elle occupe un poumon tout entier, les deux poumons ou seulement un lobe du poumon, qu'elle soit centrale ou superficielle, qu'elle soit simple ou qu'elle se fasse en deux poussées, on aura toujours une maladie identique à elle-même quant à la marche et à la terminaison. Il est vrai que les signes physiques pourront ne pas être perceptibles et on n'aura pour se guider que la température et les symptômes fonctionnels; mais, entre la congestion pulmonaire à grand fracas, possédant nettement tous les signes ou le plus grand nombre des signes que nous avons décrits, et la congestion plus discrète, fruste en quelque sorte, il y a place pour tous les intermédiaires, et il faudrait créer autant de formes, de types, que l'on observe de malades ou tout au moins un grand nombre. Nous savons bien que les classifications ne sont que des moyens d'étude et nous plaçant à ce point de vue aurions-nous pu pour la facilité de la description, diviser la congestion idiopathique en trois classes : congestion faible, moyenne, et forte suivant l'intensité de la maladie; quant à la congestion double, son histoire se résumerait en deux congestions successives. Se baser sur l'intensité de la maladie n'est guère pratique, car telle congestion qui débute par une forte fièvre, une dyspnée vive, une anxiété considérable, peut se modifier brusquement dans son cours si éphémère qu'il soit, et donner à l'auscultation des signes atténués; et réciproquement tel malade assez calme en apparence, avec une dyspnée modérée, ne se plaignant que d'un malaise et d'une douleur de côté plus ou moins violente, donnera des signes de percussion et d'auscultation très nets et très forts, ou présentera tout à coup des symptômes bruyants sans que la durée ou la terminaison de l'affection en soient modifiées. Chez l'adulte, Woillez avait décrit une forme pleurodynique et une forme dite névralgique, il n'y a pas lieu d'en tenir compte chez l'enfant où la douleur est déjà si difficile à apprécier.

En résumé, la congestion pulmonaire idiopathique de l'enfant est une affection qui peut se modifier, varier dans chacun de ses éléments mais qui doit rester une parce qu'elle est toujours identique dans son évolution, c'est-à dire dans le seul caractère qui soit pathognomonique, qui soit sa signature.

En effet, si l'on fait abstraction de cet élément, et c'est ce qui arrive fatalement jusqu'à la défervescence, on peut confondre la congestion pulmonaire aiguë avec un certain nombre de maladies que nous allons passer en revue : la pneumonie lobaire aiguë, la spléno-pneumonie, la broncho-pneumonie, la tuberculose aiguë ou chronique, la pleurésie, la bronchite et la pleurodynie; et enfin, point souvent capital, il faudra reconnaître si la congestion pulmonaire aiguë que l'on aura reconnue est simple, idiopathique, ou au contraire consécutive à une autre maladie. On rendra ce dernier diagnostic plus facile en étudiant avec soin les antécédents du malade et le mode de début de l'affection : c'est ainsi qu'on se rendra compte des poussées congestives qui apparaissent dans le cours des affections des voies respiratoires, des maladies générales, auxquelles on les rattachera avec utilité; le seul point intéressant dans ce cas sera d'attribuer à l'élément congestif ce qui lui appartient réellement, ce qui dans quelques cas sera très délicat et exigera l'étude la plus attentive de tous les symptômes.

La pleurodynie ne saurait être confondue avec l'hyperhémie pulmonaire qu'à un examen superficiel : d'abord elle est rare chez les enfants et elle n'a que deux symptômes de commun avec la congestion : la douleur ou point de côté et la diminution du bruit respiratoire du côté atteint, mais la fièvre fait complètement défaut, c'est une maladie apyrétique, et la guérison ne se fait pas brusquement mais par améliorations successives, ces deux caractères sont pathognomoniques; si on a pris pour de la pleurodynie la douleur qui accompagne la congestion, c'est parce qu'on n'a point fait entrer en ligne de compte l'élévation de la température et sa chute brusque.

La congestion pulmonaire ne simule que rarement la tuberculose pulmonaire chronique, nous n'en avons trouvé que deux cas, et dans les deux le diagnostic exact ne fut pas possible pendant deux jours; ici encore la marche seule de l'affection donnera une certitude; la disparition rapide de tous les signes d'auscultation, de percussion, des signes fonctionnels et la guérison complète en quatre ou cinq jours lèveront tous les doutes et permettront un diagnostic exact mais rétrospectif.

La tuberculose aiguë, phtisie aiguë, revêtant l'aspect symptomatique de la bronchite, de la pleurésie, de la pneumonie, pourra comme ces diverses maladies être prise pour une congestion pulmonaire aiguë. Les signes différentiels seront les mêmes que pour ces diverses maladies dont il faudra dans ces cas reconnaître la nature bacillaire.

Le diagnostic avec la bronchite se fera en général d'une façon rapide, à moins qu'il ne s'agisse de la bronchite capillaire, grâce aux symptômes tant physiques que fonctionnels. Dans la bronchite, en effet, la douleur lorsqu'elle existe est généralisée aux insertions du diaphragme, on ne trouve aucun changement dans les vibrations thoraciques, dans la sonorité, les râles sibilants puis ronflants ou les râles humides qu'on perçoit s'entendent dans toute la poitrine sans localisation bien nette ; il n'existe pas de souffles ou d'obscurité du bruit respiratoire, la dyspnée est moins vive, l'ascension du thermomètre moins forte et moins subite, la durée de la maladie bien plus longue, la chute de la température est progressive, et pendant l'affection elle offre des variations plus étendues que dans l'hyperhémie ; l'expectoration n'est pas la même. Le diagnostic ne devient intéressant que du moment où la congestion vient se greffer sur une bronchite, car dans ce cas on peut ne trouver que les signes de la congestion et ne reconnaître sa nature secondaire que, parce qu'après la disparition de la congestion, on verra persister les signes de la bronchite ; le plus souvent on saura par l'intermédiaire des parents que l'enfant toussait, était enrhumé depuis plusieurs jours quand sont apparus les symptômes bruyants de la congestion.

Le véritable intérêt et la véritable difficulté sont d'arriver à différencier sûrement la congestion idiopathique aiguë de la pleurésie aiguë, la bronchite capillaire, la broncho-pneumonie, la spléno-pneumonie, et surtout de la pneumonie lobaire aiguë. Cette difficulté est facile à concevoir puisque les signes physiques et fonctionnels sont les mêmes au moins pendant une période de ces maladies, pendant toute la durée de la période fébrile de l'hyperhémie. Cela tient à ce que les conditions acoustiques dans lesquelles se trouve le poumon congestionné sont identiques ou presque identiques à celles dans lesquelles il se trouve dans la pneumonie, la pleurésie ou la spléno-pneumonie. Que ce soit, en effet, une couche liquide peu épaisse, ou les alvéoles pulmonaires remplis de fibrine, ou les vaisseaux gorgés de sang qui s'interposent entre les grosses bronches et l'oreille, on entendra toujours un souffle, différent peut-être de timbre et d'intensité, mais un souffle ; et les mêmes conditions physiques, qu'elle soient dues à un liquide, à une inflammation, à une fluxion, donneront toujours naissance à une matité plus ou moins accusée. Donc, si dans quelques cas de congestion faible, le souffle est plus doux que dans la pneumonie, s'entend à l'inspiration plus souvent qu'à l'expiration comme dans la pleurésie, si en général la matité est plus forte dans cette dernière et dans la pneumonie, si elle est disséminée dans la broncho-pneumonie ou manque dans la bronchite capillaire, si les vibrations y sont peu modifiées alors qu'elles le sont plus ou moins dans ces autres maladies, il n'en est pas moins vrai que la congestion pourra être assez intense pour donner naissance à un véritable souffle tubaire, à une matité absolue, que les vibrations seront modifiées, et que si ces signes sont utiles pour arriver au diagnostic ils ne sont pas suffisants ; il en est de même pour les râles, la toux et la voix, qui peuvent subir les mêmes modifications dans toutes ces affections.

Les signes fonctionnels, dyspnée, fièvre, herpès, nous seront-ils d'un grand secours ? Évidemment non : car ces signes nous les retrouvons soit dans la pneumonie, soit dans la pleurésie, la broncho-pneumonie ou la spléno-pneumonie, surtout chez l'enfant chez lequel les hautes températures sont fréquentes. Sera-ce la mensuration du périmètre thoracique ? pas d'avantage, car l'augmentation de volume du poumon quelle que soit sa cause, ou la réplétion de la plèvre par un liquide, donneront lieu à une augmentation que pour apprecier il faudrait connaitre le périmètre normal du sujet : ce moyen, infidèle et insuffisant même chez l'adulte en dépit des assertions de Woillez, perd encore ici de sa valeur. Mais alors, si ni la qualité du son, ni l'intensité du souffle, ni les autres modifications du bruit respiratoire, ni l'élévation de la température, ne peuvent nous donner des bases certaines pour le diagnostic, nous sommes désarmés ? Pas complètement, car ces bases certaines nous les trouvons dans les changements rapides qu'accusent dans la congestion ces trois moyens d'exploration physique, c'est-à-dire dans la marche même de la maladie, dont les deux données capitales sont, la brièveté et la mobilité des symptômes observés ; brièveté et mobilité sont les signes pathognomoniques de l'hyperhémie, et nous rappelons qu'ils ont suffi à reconnaître des congestions que ne révélaient ni la percussion, ni l'auscultation.

Mais à présent il nous reste à traiter une question plus délicate; celle du diagnostic de la congestion pulmonaire et de la pneumonie aiguë, non pas la pneumonie aiguë à cycle déterminé, la pneumonie dite lobaire aiguë, franche aiguë, mais de la pneumonie dite abortive : ou si l'on aime mieux il s'agit de l'existence même de la congestion idiopathique dont certains auteurs ne veulent point admettre la réalité et dont ils font une pneumonie qu'ils appellent abortive à cause de sa durée éphémère; en un mot c'est une pneumonie qui se termine à la fin de sa première période, période de fluxion ou de congestion.

Ces auteurs admettent tous les signes que nous avons donnés et qui sont aussi bien ceux du début de la pneumonie que ceux de la congestion aiguë telle que nous l'avons décrite, mais pour eux ce sont les signes de la période d'ascension d'une pneumonie qui aurait passé à la période d'état si elle n'avait pas avorté. Posée ainsi, la question est insoluble, car jamais on ne pourra prouver que cette congestion n'était pas destinée à passer à l'hépatisation rouge, pas plus qu'on ne pourra prouver le contraire : c'est alors une question de goût et de convenance personnelle, si j'ose ainsi m'exprimer, ce n'est plus de la science. Tout ce que nous pouvons dire, c'est que si la congestion aiguë idiopathique telle que nous l'avons décrite n'est qu'une pneumonie abortive, nous devons ajouter que c'est une pneumonie à marche et à allures bien singulières, en contradiction avec l'idée que nous nous faisons de la pneumonie, maladie cyclique par excellence, et qu'il nous semble plus conforme à la réalité et à la raison d'admettre l'existence de la congestion pulmonaire idiopathique. Nous pensons que les recherches bactériologiques en démontrant bientôt l'existence constante du pneumocoque au début même de la pneumonie, permettront de trancher la question en faveur d'une maladie propre, la congestion pulmonaire aiguë idiopathique et par cela même feront disparaître la pneumonie abortive du cadre de la pathologie ou tout au moins permettront de différencier les deux affections.

Observations.

Avant de donner les conclusions que nous avons cru pouvoir tirer de l'étude que nous avons faite, nous croyons devoir consigner ici les observations qui, avec celles que nous avons citées au cours de ce travail, ont été la base de notre travail lui-même. Ces observations sont : les unes inédites, et nous remercions notre excellent collègue et ami G. Caussade qui les a mises à notre disposition, les autres sont tirées du travail de M. Cadet de Gassicourt et de la thèse de son élève E. Revillod.

Observation V (inédite)

Le nommé Louis Val..., âgé de 13 ans 1/2, entré le 17 juin 1888, à l'hôpital Trousseau, salle Barrier, lit n° 6.

Les parents sont bien portants; cet enfant n'a jamais été malade. La maladie pour laquelle il entre aujourd'hui dans le service a débuté il y a trois jours seulement, d'une façon assez brusque, par un frisson et un accès de fièvre. L'enfant était très abattu, se plaignait de violents maux de tête, de maux de ventre, et en plus d'un point douloureux dans le côté gauche, sous le mamelon, irradiant vers l'omoplate, et que la toux sèche et quinteuse ainsi que la respiration rendaient plus douloureux encore; légère expectoration, blanche et sans caractères. Pas d'épistaxis. Pas de vomissements. Selles régulières. Soif assez vive. Anorexie.

17 juin. A son entrée on constate que c'est un enfant assez fort et bien développé pour son âge; le thorax semble normal et également développé des deux côtés, l'abdomen n'est ni ballonné, ni rétracté. La peau est chaude et sèche, la pression sur l'abdomen n'est pas douloureuse, mais elle éveille une légère douleur dans le côté gauche aux points où nous l'avons déjà signalée au début, mais elle est à présent bien moins forte. Les vibrations

thoraciques sont normales partout. La percussion ne donne aucun renseignement. Mais l'auscultation fait entendre du côté gauche, en arrière et à la partie moyenne du poumon un souffle doux, légèrement aigre, et un petit foyer de râles crépitants, souffle et râles s'entendent à l'inspiration ; traces d'égophonie à la voix et à la toux. La langue est saburrale, mais humide, l'appétit nul, la soif vive, les selles régulières et les urines normales. Le pouls est régulier mais rapide, l'enfant a de la fièvre mais on ne prend pas sa température à ce moment-là. L'enfant est opressé, la respiration est courte et haletante, le facies anxieux, céphalalgie. On lui prescrit des ventouses sèches, un julep diacodé avec XV gouttes de teinture de digitale. On a fait le diagnostic de pneumonie aiguë. Le soir l'état local n'a pas changé, on constate les mêmes symptômes que le matin, mais la fièvre paraît plus forte, et le thermomètre placé dans le rectum donne une température de 40°, le pouls ne dépasse pas 115. La dyspnée est toujours vive, 38 à 40 respirations à la minute.

Le 18. Ce matin la température est tombée à 37°. L'enfant est calme. Point de côté, céphalalgie, souffle, dyspnée de la veille, tout a disparu,il ne reste que quelques râles sous-crépitants à gauche et en arrière, et la respiration est un peu plus rude en ce point que du côté opposé, témoignant encore de l'hyperhémie des jours précédents. Le soir la température rectale est de 38°,2.

Le 19. Ce matin la température est à 37°,2. La respiration est normale, pas la moindre trace de toux, enfant très calme et réclamant à manger ; l'auscultation ne donne plus de râles sous-crépitants, quelques gros râles de bronchite seulement.

Le 30. Température normale soir et matin. État général excellent.

Le 22. La guérison se maintient.

Le 24. Exeat en parfaite santé.

Les renseignements très précis donnés par l'enfant et par ses parents, joints aux symptômes fonctionnels et physiques constatés à son entrée, firent croire à une pneumonie aiguë, mais la chute brusque de la température dès le lendemain, trois jours après le début de l'affection, montra que l'on avait eu sous les yeux une congestion pulmonaire aiguë simple.

Observation VI (inédite)

Le nommé Ferdinand Coll., âgé de 4 ans 1/2, entre le 15 mai 1888 à l'hôpital Trousseau, salle Barrier, n° 19.

Parents bien portants, n'ayant jamais eu de rhumatismes ; cinq autres enfants en bonne santé.

Ce petit garçon a été élevé à Paris par sa mère qui l'a nourri au sein ; il n'a jamais été malade.

Il y a trois semaines, éruption sur le tronc de boutons blancs qui n'auraient duré qu'un jour (?), urticaire (?), sans être accompagnée de symptômes fonctionnels.

Depuis trois jours, faiblesse, anorexie, abattement, soif vive, pas de diarrhée ni de constipation, pas de vomissements ; pas d'épistaxis, pas de douleurs appréciables ; un peu d'oppression.

15 mai. Le soir de son entrée, l'enfant est agité, anxieux, grognon et maussade, il a le visage fortement coloré, une fièvre assez vive, température de 39°,6, de la dyspnée (50 respirations), oppression, un pouls rapide et fréquent. La langue est sèche, sale, pas de diarrhée. L'inspection ne fait rien découvrir de propre à être noté. Matité à gauche dans la fosse sous-épineuse, souffle tubaire à ce niveau, râles crépitants, la pression est douloureuse dans toute la poitrine ou du moins l'enfant crie quel que soit le point où l'on appuie. Toux légère. On hésite entre une pneumonie et une congestion pulmonaire. Application de ventouses sèches à gauche, et injection hypodermique d'éther.

Le 16. La température est tombée à 37°,4, l'enfant est assoupi, calme. Du côté gauche, submatité légère, râles sous-crépitants et souffle extrêmement doux à la fin de l'inspiration : langue assez bonne, humide, appétit et soif modérée. Bouillon, lait, Todd, extrait quinquina 1 gr. 50. Le soir la température remonte à 38°,4, mais l'état général est bon, les signes stéthoscopiques se sont encore atténués.

Le 17. Ce matin la température est élevée à 39°,5. L'enfant ne semble pas souffrir ; on constate à gauche et en arrière, mais au niveau de la fosse sus-épineuse, une matité assez prononcée, accompagnée d'un souffle inspiratoire à timbre assez doux et de râles sous-crépitants fins ; le soir la température est à 39°, l'enfant assez calme et un peu oppressé. On lui continue le même régime.

Le 18. La température est retombée à 38°,4 ; on retrouve de la submatité dans la fosse sus-épineuse gauche, et quelques râles sous-crépitants ainsi qu'une respiration granuleuse, mais pas le souffle de la veille. État général satisfaisant. Le soir la température est fixée à 38°,4.

Le 19. Température du matin 38°,2. Bon état général. Le soir température à 37°,6 seulement. Pouls normal vers 90. Pas de râles, il semble que la respiration soit encore un peu rude, et soufflante à l'expiration.

Le 20. Température normale 37°,4 ; mais la percussion donne de la submatité dans toute l'étendue du poumon gauche ; le cœur n'est pas déplacé, légère égophonie ; pas de toux, l'enfant semble toujours très bien. Régime lacté. Le soir la température est encore normale.

Le 21. Température toujours normale.

La percussion donne de la sonorité dans la moitié supérieure de la poitrine à gauche, de la matité dans la partie inférieure.

A l'auscultation, souffle bien marqué, sans rudesse, mêlé de râles fins dans la moitié supérieure gauche ; ces râles ressemblent à du froissement pleuro-pulmonaire ; dans la moitié inférieure, le souffle est plus doux, plus voilé, plus éloigné de l'oreille, sans accompagnement de râles. Ces râles qui sont très fins et assez nombreux dans la partie supérieure, deviennent de plus en plus gros et humides, mais en même temps plus rares à mesure qu'on descend et finissent par disparaître complètement à la partie inférieure.

Les vibrations thoraciques sont conservées au niveau de la sonorité, et abolies au niveau de la matité, abolition douteuse d'ailleurs, car du côté opposé et au même niveau les vibrations sont douteuses. Légère égophonie à la partie moyenne. Une ponction avec la seringue de Pravaz ne donne issue qu'à une ou deux gouttelettes de sang : on répète plusieurs fois la ponction et toujours avec le même insuccès.

Le 22. La température est toujours normale. La matité n'est plus que de la submatité ; l'auscultation donne les mêmes signes : les vibrations sont ce qu'elles étaient hier. On prescrit en plus du régime lacté 0,50 centigr. d'iodure de sodium.

Le 23. La sonorité est revenue dans toute la hauteur du poumon, et la respiration est presque normale, un peu exagérée seulement avec quelques râles humides qui persistent.

Le 24. Rien de particulier à noter.

Le 26. Très bon état général. Selles régulières et normales. Alimentation facile : sonorité égale des deux côtés, respiration pure.

Le 31. Guérison complète. Exeat.

Cette observation nous a paru intéressante à deux points de vue : il paraît bien établi qu'il y a eu deux poussées congestives ; la première qui détermine les parents à amener leur enfant à l'hôpital, et qui siège à la partie moyenne du poumon gauche, congestion peu étendue mais assez épaisse cette congestion tend à la guérison, d'où chute brusque de la température. Mais dès le soir, légère poussée congestive vers le sommet du même côté et le lendemain vers la base, ce qui explique l'ascension plus élevée du thermomètre, si bien que cette seconde congestion occupe tout le poumon avec localisation plus prononcée à la base. La chute de la température est brusque et rapide. Le second point intéressant est la persistance pendant plusieurs jours des signes physiques fournis par la percussion et par l'auscultation.

Observation VII (inédite)

Le nommé Pros... Albert, âgé de douze ans et 1/2 entre le 22 mai 1888, à l'hôpital Trousseau, salle Bouvier, lit n° 1.

Parents biens portants, sans rhumatisme ; deux sœurs en bonne santé, un frère mort en nourrice de convulsions?

Élevé au sein et à la campagne jusqu'à l'âge de 18 mois. Jamais malade jusqu'à ce jour : mange bien, digère bien, va régulièrement à la garde-robe, en un mot état général excellent.

Il y a deux jours vers midi, il a éprouvé du vertige qui l'a contraint à s'asseoir pendant quelques minutes, puis du mal de tête, et le soir un frisson suivi de chaleur et d'un point de côté à droite, sous l'omoplate, toux légère, douloureuse, sans expectoration. La nuit est mauvaise, agitée, sans sommeil, dyspnée, sensation de malaise et d'étouffement.

Hier matin le point de côté existait toujours, ainsi que la toux ; la céphalalgie s'était améliorée, mais appétit complètement perdu, soif vive, dyspnée aussi intense, malaise, grande sensation de chaleur par tout le corps : selles régulières. On fait appeler un médecin qui prescrit de continuer le repos au lit, le lait, le bouillon et ordonne une potion dans laquelle entrait de l'éther ; la journée est sans amélioration, et la nuit pas de sommeil, respiration toujours anxieuse et pénible, fièvre violente, un peu de délire de paroles.

22 mai. Les parents effrayés amènent leur enfant à l'hôpital ; grande expression de souffrance et d'anxiété, il répond péniblement aux questions qu'on lui pose, toutefois on arrive à savoir qu'il ne souffre plus du côté depuis hier soir ; l'inspection, la palpation ne donnent aucun renseignement ; à la percussion légère submatité dans la fosse sous-épineuse à droite, sonorité peut-être un peu exagérée sous la clavicule du même côté. A l'auscultation respiration soufflante à ce niveau, quelques râles sous-crépitants dans la fosse sus-épineuse et expiration un peu prolongée à ce niveau ; la dyspnée est d'après les parents moins prononcée à ce moment que les jours précédents, il y a environ 40 respirations à la minute. La langue est blanche et un peu

pâteuse : anorexie, soif assez vive, encore une fièvre assez forte, car le thermomètre donne 39°,7 dans le rectum.

L'après-midi l'enfant se calme, et quand on reprend sa température, le thermomètre marque 37°,4, croyant à une erreur on reprend encore la température, même résultat. Les signes physiques encore constatés le matin avec facilité sont à peine perceptibles.

Le 23. La température est de 37°,6, l'enfant a bien dormi. La respiration est bonne dans toute la poitrine, la légère submatité de la veille ne se retrouve plus ce matin : état général bon, l'appétit est revenu partiellement, la soif est très ordinaire.

Le 24. La guérison se maintient.

Le 28. Exeat, guéri.

Nous n'avons ici fait qu'assister à la période ultime de la congestion : mais nous n'avons eu aucune hésitation pour le diagnostic, car les renseignements fournis par les parents étaient précis et la chute brusque de la température le 3e jour, la disparation rapide des signes physiques et fonctionnels ne laissaient aucun doute dans notre esprit.

Observation VIII (In Th. E. Revillod)

Un enfant de 14 mois, très rachitique, entre à l'hôpital avec un peu de fièvre (38°,3) et quelques râles de bronchite disséminés, rien de sérieux du reste, qui put motiver son admission dans nos salles.

Un jour et demi se passe sans aucun changement, mais le soir du 23 avril la température monte brusquement de 38°,4 à 40°,6 ; l'enfant est grognon, abattu et mal en train. En recherchant la cause de cet état général, nous trouvons à la base droite en arrière, et se prolongeant vers l'aisselle une submatité très nette et une grande obscurité de la respiration.

Le lendemain matin, 24 avril, la température est normale, 37°,5, l'enfant est gai, les signes physiques se sont atténués. Le soir, nouvelle hausse du thermomètre, qui monte à 40° ; cette fois, c'est au sommet droit, que nous trouvons de la matité absolue, avec souffle, mais sans râles.

Le 25 avril les premiers signes, constatés à la base droite avaient totalement disparu, la respiration y était parfaitement pure. Au sommet la matité avait diminué, le souffle n'existait plus et avait été remplacé par quelques râles sous-crépitants.

Tout s'était effacé le 26 avril, et le malade était alors emmené par ses parents.

Intensité des symptômes, passage instantané de l'hyperhémie de la base au sommet, rapidité d'évolution, guérison subite, ne sont-ce pas là les signes pathognomoniques de la congestion pulmonaire idiopathique.

Observation IX (In Th. E. Revillod)

Un enfant de deux ans et demi, rachitique, qui tousse depuis longtemps, a été pris le 14 octobre, à midi, de fièvre, à laquelle vinrent bientôt s'ajouter du délire, des cris, de l'agitation, du grincement de dents.

On nous l'amène le 16 octobre, au 3e jour. L'enfant est oppressé, il tousse, et nous découvrons un point de côté à gauche. Les signes physiques sont les suivants : diminution de la sonorité, obscurité de la respiration et souffle doux à la base gauche en arrière. Partout ailleurs, la respiration est pure.

La température accuse 39°,4.

Le matin du quatrième jour le thermomètre redescend à 36°,6, et les signes se sont beaucoup atténués.

Mais le soir la température remonte à 39°,6, et de nouveau, nous trouvons les mêmes signes, un peu plus haut, au niveau de l'angle inférieur de l'omoplate gauche.

Le cinquième jour, au matin, nouvelle atténuation des signes et nouvelle défervescence de la température.

Une troisième fois, les choses se passèrent de même manière, mais la température resta élevée pendant 24 heures, en sorte que le 7e jour, elle était redevenue normale ; en même temps le souffle avait disparu ; il persistait seulement un peu de submatité, qui n'existait plus le lendemain. Tout était terminé le huitième jour, et l'enfant nous quittait le dixième en parfaite santé.

Nous ne pouvons que répéter les remarques faites à propos de l'observation précédente : ici, au lieu de deux nous avons eu trois poussées congestives, et s'il est rare de n'en rencontrer qu'une seule, il n'est pas fréquent d'en rencontrer trois, on en voit deux généralement.

Dans ces deux observations les enfants étaient très jeunes, de plus ils toussaient depuis longtemps, ce que l'on observe souvent chez les petits rachitiques, sans cependant présenter les signes d'une bronchite un peu intense, aiguë ou chronique, aussi, bien que l'auteur les donne comme observations de congestion aiguë, idiopathique, pourrait-on à la rigueur leur refuser cette épithète et en faire une congestion secondaire venant compliquer la bronchite, consécutive à cette dernière, mais la netteté des symptômes et la franche allure de la maladie nous font pencher pour l'interprétation de l'auteur, élève distingué de M. Cadet de Gassicourt.

Observation X (In Cadet de Gassicourt)

Jeune garçon de 12 ans, dans le service depuis six semaines environ pour un rhumatisme subaigu ; la santé générale était excellente, l'appétit très bon, et on songeait à lui faire quitter l'hôpital sous peu de jours, lorsque tout à coup, le 20 juillet, à 5 heures du soir, il est pris sans cause appréciable, d'une vive douleur dans le côté gauche de la poitrine, avec un sentiment de courbature générale, une toux fréquente et une fièvre vive. La température, qui la veille au soir était à 37°,2, était montée le matin à 38°,4, et le soir arrivait brusquement à 40°,6, au moment même où apparaissait le point de côté. L'auscultation malheureusement ne fut pas pratiquée.

Mais, le lendemain matin, on constatait, en même temps que la persistance du point de côté exaspéré par la pression, un son obscur aux deux bases en arrière, et, à l'auscultation, à droite des râles crépitants accompagnés d'une respiration légèrement soufflante, à gauche, de l'apnée et une diminution notable des vibrations thoraciques. Le soir, aux symptômes notés le matin se joignait une légère diminution de la sonorité avec respiration un peu soufflante dans la fosse sous-épineuse gauche. La fièvre persistait d'ailleurs, et la température, descendue le matin à 39°,4, remontait le soir à 40°. Pendant tout ce temps, le malade était agité, anxieux, la dyspnée marquée, sans être extrême, le sommeil à peu près nul, la soif vive.

Mais le jour suivant, 22 juillet, 36 heures après le début, la scène change brusquement, la température tombe à 37°,4 pour ne plus se relever, le calme reparaît, les signes physiques diminuent dans presque tous les points de la poitrine : aux deux bases, la respiration soufflante a disparu, quelques râles sous-crépitants persistent seuls, et la sonorité est redevenue normale. Au sommet gauche, la légère submatité qui existait a diminué, et la respiration soufflante est peu appréciable.

Le 23. L'atténuation des signes physiques est encore plus franche ; mais ce jour est marqué par l'apparition d'un symptôme très fréquent dans la congestion pulmonaire, l'herpès dont un groupe de vésicules se montre à la lèvre inférieure. Cet herpès apparait vingt-quatre heures après la défervescence et pendant le cours de la résolution qui marche rapidement. Dès le 25 juillet au matin, cinq jours et demi après les premiers symptômes, tout signe de lésion pulmonaire avait disparu.

Ici nous trouvons tous les signes de la congestion pulmonaire aiguë type : obscurité de la sonorité, submatité, apnée, respiration soufflante, souffle doux, râles sous crépitants et même crépitants, mobilité de ces symptômes, durée très courte de la maladie, rapidité très grande d'évolution. Cette observation est remarquable en ce que la congestion est apparue chez un rhumatisant.

Observation XI (Cadet de Gassicourt)

Garçon de six ans, bien constitué, assez vigoureux, n'ayant jamais été malade. Le 5 juin, il est pris brusquement, le soir, en pleine santé, sans cause appréciable, d'un frisson violent, suivi d'une chaleur intense de la peau, et de délire de paroles et d'actions. Toute la nuit, la fièvre et le délire persistent ; le lendemain matin, la mère effrayée apporte son enfant à la consultation de l'hôpital. Il entre salle St-Joseph ; le soir on constate un certain degré d'agitation sans délire, une dyspnée marquée, 39°,7 de température, et une submatité très nette à la base du poumon gauche en arrière, accompagnée d'un souffle doux dans les grandes inspirations et dans les efforts de toux. Pas de râles. La nuit est agitée, mais sans délire, et le lendemain, 7 juin au matin, le petit malade est calme, la respiration facile, la langue blanche ; on remarque l'existence de quelques vésicules d'herpès à la commissure labiale gauche. Les signes fournis par la percussion et par l'auscultation avaient peu varié ; ils semblaient pourtant un peu atténués. La pression exercée au niveau du cinquième espace intercostal gauche y éveillait une douleur assez vive : on ne pouvait, à cause du jeune âge du malade, se rendre compte de l'état des vibrations thoraciques, ni des caractères de la voix. La température était tombée à 38°,6. Le jour suivant 8 juin, l'enfant était toujours calme, la température devenait normale, la submatité s'affaiblissait encore, le souffle de la base avait fait place à un peu d'obscurité de la respiration, mais un léger souffle très doux s'était éveillé à la racine des bronches.

Le 9 juin, submatité, souffle doux, obscurité de la respiration, tout avait disparu. L'herpès seul avait augmenté ; on en comptait neuf plaques, dont trois à la narine gauche. Ainsi la première poussée congestive avait duré trois jours et demi.

La nuit suivante est calme, le sommeil profond. Mais le lendemain matin, 1er juin, la température remonte brusquement à 40° ; il y a une légère dyspnée, et à la partie moyenne du poumon droit, en arrière et un peu en dehors, un souffle doux, profond, existant seulement à l'inspiration, qui n'est accompagné ni de râles, ni de submatité, ni de point de côté.

Le soir, les symptômes n'avaient pas varié, et la nouvelle congestion pouvait paraître limitée à droite au niveau de la racine des bronches. Pourtant il était difficile d'accepter une semblable interprétation, à cause de la grande élévation de la température.

En effet, le 11, c'est-à-dire le deuxième jour de la poussée congestive, je trouvais de la matité à gauche dans les fosses sus et sous-épineuses, et une submatité très nette dans tout le reste de la hauteur du poumon, accompagnée d'un souffle doux bien accusé partout où la matité et la submatité existaient, et de quelques râles sous-crépitants à la base. La voix était légèrement chevrotante.

A droite, à la racine des bronches, respiration un peu soufflante et sonorité normale. La température se maintenait à 39°,4 et à 39°,6 : mais il était à remarquer que, malgré la grande étendue de la matité et du souffle, la respiration était parfaitement calme et la dyspnée nulle. Sans vouloir trop se hasarder et sans chercher une finesse de diagnostic excessive, nous croyons que cette discordance entre les signes physiques et les symptômes généraux permettrait une interprétation justifiée de l'importance de cette congestion. Aussi n'hésite-t-on pas à dire qu'on la suppose plus étendue que vaste, plus superficielle que profonde.

Et, de fait, dès le lendemain, elle commençait à rétrocéder ; on était au 12 juin, 48 h. après le début de cette seconde poussée congestive, qui avait eu deux points de localisation distincts, un à droite, très limité à la racine des bronches, un à gauche, dans toute la hauteur en arrière. Déjà, la température était tombée de 2 degrés et était devenue normale, 37°,6 ; le soir elle s'abaissait encore, 37°. La submatité persistait à gauche dans toute la hauteur, mais elle était devenue plus faible et remplaçait la matité au tiers supérieur du poumon ; le souffle se limitait au deux tiers inférieurs : la voix d'ailleurs retentissait encore avec un timbre légèrement chevrotant. A droite, la respiration soufflante avait fait place à une respiration obscure.

Le 13. La submatité et le souffle disparaissaient à gauche, la respiration reste un peu obscure; à droite, respiration pure. Enfin, le 14 juin au matin, cinq jours après l'éclosion de la deuxième poussée congestive, partout sonorité complète, respiration normale.

L'hyperhémie avait disparu pour ne plus revenir. Ici nous trouvons comme toujours tous les signes de l'affection : matité, submatité, souffle doux, respiration soufflante, respiration obscure, voix chevrotante... Température s'élevant brusquement et tombant de même, en un mot, mobilité, courte durée des symptômes.

Observation XII (Cadet de Gassicourt)

Un enfant de huit ans et demi, bien portant d'habitude est pris le 26 mai 1876, le soir en rentrant de l'école, d'une violente céphalalgie. La nuit est très agitée; il y a même un délire de paroles très vif. Le lendemain matin, l'enfant vomit une assez grande quantité de bile et se plaint d'un point de côté à gauche; la journée est mauvaise; il entre à l'hôpital à 9 heures du soir. A ce moment, la température était à 40°,4, ni la percussion, ni l'auscultation ne furent pratiquées. Toute la nuit, délire de paroles et d'actions.

Le 28 mai au matin le petit malade ne répond à aucune question il porte constamment la main droite à sa tête; il continue à divaguer, s'agite dans son lit, et cherche à se lever. La langue est un peu sèche, la respiration rapide, anxieuse, dyspnéique, à 40 respirations par minute, léger battement des ailes du nez. Pas de toux, pas de crachats. On avait d'abord soupçonné une fièvre typhoïde, mais on abandonne vite cette idée, et notant la dyspnée et les battements des ailes du nez on cherche une maladie pulmonaire. On trouve une submatité bien accusée à la base du poumon gauche, et un souffle net, quoique assez doux, un peu éloigné de l'oreille, sans mélange de râles. Il n'était pas possible de constater ni l'état des vibrations thoraciques, ni les signes fournis par la voix. La température était à 41°. On ordonne un ipéca, 0,30 centigr. de poudre de feuilles de digitale et quatre ventouses scarifiées sur le côté gauche. Ce jour-là, le chef de service ne porte pas de diagnostic définitif et se tient sur la réserve. Le début brusque et violent, les vomissements, le point de côté, le délire même pouvaient aussi bien indiquer le début d'une pneumonie franche que d'une congestion.

Pourtant cette température de 41° faisait plutôt pencher vers l'idée d'une pneumonie à forme ataxique.

Mais le lendemain matin, la question était jugée en faveur de la congestion simple. La submatité et le souffle doux perçus la veille persistaient, il est vrai, avec les mêmes caractères, sans augmentation comme sans diminution; mais le délire avait cessé pendant la nuit, qui avait été calme : il n'avait pas reparu le matin. La dyspnée était à peine appréciable, le point de côté presque nul, la respiration régulière et normale, le pouls à 100; enfin la température était tombée à 37°,8. En somme, tous les symptômes généraux s'étaient amendés, et, si les signes physiques persistaient à peu près égaux à eux-mêmes, il n'y avait pas à s'en étonner et le diagnostic ne pouvait être influencé.

Ce calme relatif ne devait pas être de longue durée. Dès le lendemain soir (29 mai), la température remontait à 40°,6, franchissant en sens inverse la même distance que la veille du soir au matin; la dyspnée augmentait, et le délire reparaissait pour se prolonger toute la nuit. C'était un délire de paroles seulement, délire tranquille et qui n'avait rien de la violence précédente.

Le 30 au matin, il existait encore; nous ne trouvions pas, il est vrai, de point de côté, mais la submatité était plus étendue que la veille et occupait au moins le tiers inférieur de la poitrine à gauche en arrière; les vibrations thoraciques y étaient diminuées. On entendait un souffle doux, humé, sans mélange de râles, et du chevrotement de la voix. La température était descendue à 39°,2, mais elle remontait le soir à 41°.

La nuit qui suivit fut marquée par une grande agitation et un délire persistant. Le 31, l'enfant était plus calme, quoique la submatité eût augmenté encore et occupât les trois quarts inférieurs de la poitrine ; la diminution des vibrations thoraciques, le souffle doux, le chevrotement de la voix persistaient. Mais la température était tombée à 38°, et les signes physiques entendus étaient ceux de la congestion non résolue durant après la défervescence. Aussi la journée fut calme ainsi que la nuit; la température s'abaissa encore, 37°,6 et le 1er juin, sixième jour de la maladie, le calme était absolu; la sonorité était revenue presque complètement dans toute la hauteur de la poitrine; les vibrations thoraciques s'accusaient nettement; le souffle, plus doux encore, se limitait à la partie moyenne du poumon, au niveau de la racine des bronches, mêlé de râles sous-crépitants ; le chevrotement de la voix avait disparu.

Le 2, Le souffle faisait place à une respiration un peu rude ; le 3 juin (8e jour), tout signe stéthoscopique s'était effacé.

Que retrouvons-nous dans cette observation ? Une affection qui se caractérise par : un début brusque, marqué par l'agitation, le délire, les vomissements, un point de côté, l'élévation subite de la température, poussés même à un si haut degré que la pneumonie semblait plus probable que la congestion; mais la rapidité de la défervescence, de l'évolution des symptômes, tranche le diagnostic en faveur de l'hyperhémie. Sur cette première congestion vient s'en greffer une seconde dont l'évolution est aussi rapide, aussi typique.

OBSERVATION XIII (CADET DE GASSICOURT)

Un garçon de 7 ans se plaint le matin d'une céphalalgie légère ; pourtant il va à l'école et mange comme d'habitude. Mais le soir, c'était le 15 janvier 1887, il accuse une douleur vive au côté gauche de la poitrine, en même temps qu'une toux fatigante. Il se couche, s'agite et divague toute la nuit. Le lendemain il entre à l'hôpital à 11 h. du matin. Le délire de paroles persiste toute la journée et toute la nuit; le 17 au matin, il dure encore. On constate de la dyspnée, des battements des ailes du nez, un point de côté très étendu et très douloureux à la pression à gauche, une submatité marquée dans le tiers inférieur en arrière, avec de l'apnée à la base, et un souffle doux un peu plus haut. Ipéca, teinture de digitale, 1 gr.

A 2 heures de l'après-midi, le délire cesse, nuit un peu agitée; et le matin du 18, la submatité persiste ; mais l'apnée, le souffle, le point de côté ont disparu, et la température est presque normale (38°,1). Le 19 au matin, la submatité a disparu.

Mais le soir, la température remonte à 39°,1 ; un violent point de côté apparait à droite, du côté opposé à la première congestion; pas de sign stéthoscopiques.

Le 20, La température est normale; le point de côté a beaucoup diminue le matin, il n'existe plus le soir. Herpès labialis. Le malade sort guéri peu de jours après.

Il semble bien démontré qu'après la première congestion, il s'en est produit une deuxième sans signes physiques, marquée seulement par l'élévation de la température et le point de côté, confirmée par l'herpès, *mais restée centrale pendant toute son évolution.*

Observation XIV (personnelle)

Le nommé Auguste, Edmond, âgé de 4 ans 1/2, entre à l'hôpital Trousseau, service du Dr d'Heilly, salle Legendre, lit no 8, le 7 août 1888.

Pas d'antécédents soit héréditaires soit personnels.

Hier l'enfant est devenu maussade, grognon, et s'est plaint de souffrir de la tête et du ventre : on le mit de suite au lit. La nuit fut très mauvaise, très agitée, délire de paroles et d'action, toux, anxiété, dyspnée, rougeur de la face, soif très vive, l'enfant est brûlant comme « un feu » pas de vomissements, pas de diarrhée, pas de convulsions, pas d'épistaxis....

Le 7 août à son entrée à l'hôpital on constate : que l'enfant est anxieux et agité, grande difficulté pour respirer marquée par des battements des ailes du nez et l'accélération des mouvements respiratoires, 45 respirations à la minute. A l'inspection, le thorax et l'abdomen ne présentent rien à noter ; pression douloureuse des deux côtés de la poitrine, peut-être plus prononcée à droite ; impossibilité d'apprécier les vibrations thoraciques. Submatité à la partie moyenne du poumon droit, sonorité normale dans le reste de la poitrine. Au niveau de la submatité, souffle doux inspiratoire, quelques râles sous-crépitants assez fins ; à gauche la respiration est un peu exagérée. Toux assez fréquente et quinteuse, langue assez bonne, anorexie, soif vive, la température est à 40°, le pouls rapide mais égal à 130 environ.

Toute l'après-midi le délire continue ; persistance de tous les autres symptômes ; le soir température à 40°,2, pouls à 120 environ.

Le 8 au matin, la température est tombée à 37°,9, le pouls à 105, l'enfant est calme, somnolent, la submatité a diminué, le souffle est excessivement léger, râles sous-crépitants plus gros, plus humides. Le soir, température normale à 37°,6.

Le 9. La température est normale, l'appétit renaît, l'enfant est gai, joue sur son lit et appelle ses petits voisins ; on peut le palper, lui presser le ventre ou la poitrine sans qu'il donne le moindre signe de douleur.

Deux jours plus tard, la respiration est pure partout et on signe l'exeat de l'enfant réclamé par ses parents.

Nous pourrions multiplier ces observations ; nous avons donné celles qui nous ont paru être les plus caractéristiques ou qui avaient présenté quelques signes rares, en quelque sorte anormaux ; celles que nous citerions sembleraient calquées sur les précédentes.

CONCLUSIONS

Après avoir lu avec attention ce que nous avons pu trouver dans les auteurs ayant rapport aussi bien à la congestion pulmonaire aiguë des adultes qu'à celle des enfants, après avoir apprécié et bien pesé les faits que nous avons observés par nous-mêmes, nous croyons pouvoir en conclure que :

I. — Il existe bien réellement chez les enfants, fréquemment entre sept et quinze ans, assez souvent entre quatre et sept ans, rarement au-dessous de quatre ans, une affection pulmonaire aiguë, à laquelle il convient de conserver le nom de congestion pulmonaire idiopathique.

II. — Cette maladie est caractérisée par les signes suivants qui sont pathognomoniques et qui la font distinguer des autres affections aiguës du poumon :

1° Brièveté du cycle fébrile ;
2° Mobilité des signes physiques ;
3° Durée éphémère des signes fonctionnels ;
4° Rapidité de la résolution.

III. — Pendant la courte durée du cycle fébrile, le diagnostic est très difficile, souvent impossible à poser avec certitude, car la maladie peut présenter les symptômes physiques et fonctionnels de la pleurésie, de la spléno et de la broncho-pneumonie, de la bronchite capillaire, de la phtisie aiguë ou chronique, et surtout de la pneumonie.

IV. — La congestion pulmonaire idiopathique chez l'enfant peut non seulement simuler la phtisie aiguë, mais aussi la tuberculose à la période de ramollissement et d'excavation du parenchyme du poumon, et la marche seule de la maladie permettra de reconnaître l'hyperhémie pulmonaire.

V. — La guérison est la terminaison qui s'observe toujours dans l'enfance.

VI. — Le cycle fébrile de cette affection peut toujours être rattaché à l'un des quatre schémas qui suivent :

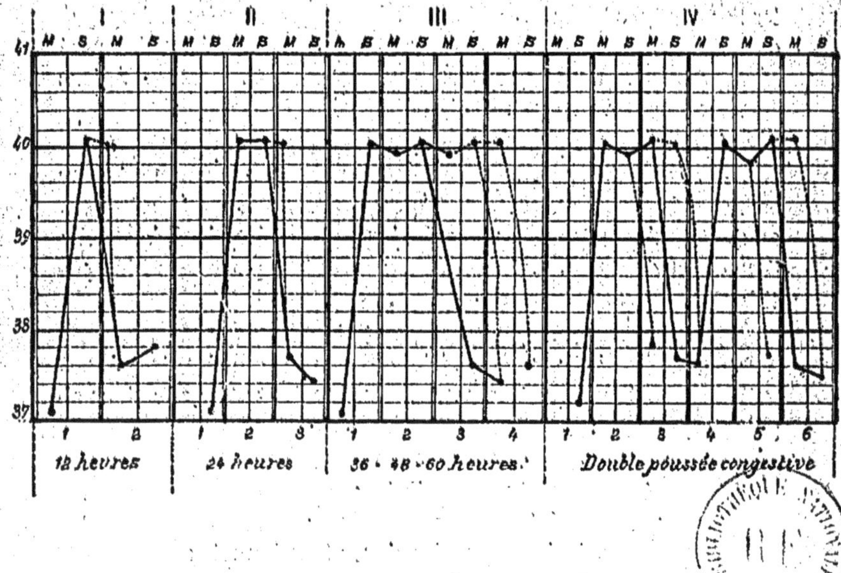

IMPRIMERIE LEMALE ET Cie, HAVRE

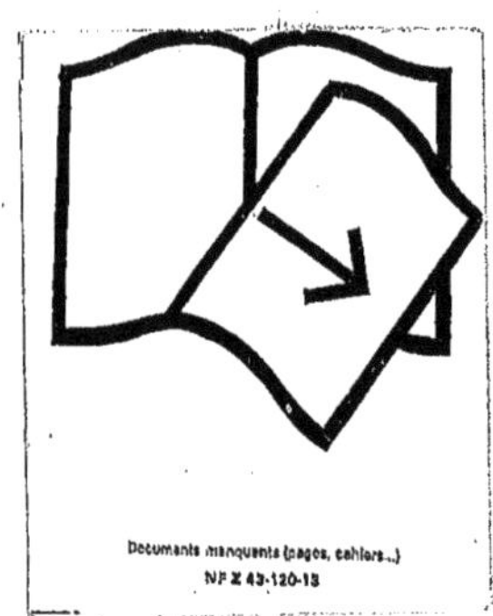
Documents manquants (pages, cahiers...)
NF Z 43-120-13

www.ingramcontent.com/pod-product-compliance
Ingram Content Group UK Ltd.
Pitfield, Milton Keynes, MK11 3LW, UK
UKHW020415230726
13925UKWH00004B/1454